築山 節

「アンチエイジング脳」読本

いくつになっても、脳は磨ける

講談社＋α新書
プラスアルファ

まえがき

年を重ねてくると、日ごろ不意に言葉に詰まったり、よく知っているはずの人や物の名前がなかなか思い出せなかったりして、「脳の働きが衰えてきたのではないか」と感じることが多くなります。ひどい物忘れに、「認知症」を心配する人もいることでしょう。

けれども周りの50代、60代、それより年上の高齢者を見回してみてください。年をとっても、なお頭はクリアな状態で、定年退職後もこれまでの経験を活《い》かして働き続けている人、新しい仕事を始めた人、資格を取得してボランティアで活躍する人など、社会の中で役に立っている中高年やお年寄りがたくさんいるはずです。

それではなぜ、「ボケる人」と「ボケない人」がいるのでしょうか?

その答えははっきりしています。

ボケるか、ボケないかは「脳を取り巻く環境」次第。わかりやすく説明すると、脳の衰えというのは必ずしも加齢によるものだけではありません。脳は〝働かせていないと〟どんどん衰えてしまう、言い換えれば、ボケ症状を招く第一の原因は、「脳を働かせない環境に置くこと」で、年齢は二次的な要素だというわけです。

人間の脳は加齢で衰えるどころか、いくつになってもゆっくりと成熟する可能性を秘めています。アルツハイマー病など脳に変性をもたらす病気さえ生じなければ、上手に使うことで一生若さを保つことができる臓器なのです。

〝人生50年〟だった時代は、脳が元気でも体が病気になって、人は亡くなりました。けれども平均寿命が延びて人生80年の時代になると、体は元気でも脳がボケている人がどんどん増えてきています。これがもし、死ぬまで体も脳も元気で長生きできたら、うれしいですよね。ボケずに、できるだけ人に迷惑をかけずに人生を全うする〝ピンピンコロリ〟は、現代人の目標です。

本書ではこれを目指して、脳を上手に働かせる「環境」づくりの大切さを詳しくお教えします。さらに「冴える脳を守るための心がけ」＝「脳のアンチエイジング（抗加齢）法」をまとめました。

実は「脳」については、医学的にもまだわかっていないことがたくさんあります。

けれども本書にまとめた内容は、私が脳神経外科専門医として多くの患者さんを診てきた中で、脳機能を回復・向上させるのに実際に効果があった方法や、私自身が実践して効果を確信した方法ばかりです。あなたが、もうすでに実行されていることもあるかもしれません。拍子抜けするくらい当たり前のことも含まれています。

それらの習慣がなぜ、脳のエイジングケアになるのか、脳の原理とともに説明しました。ぜひ、繰り返し実践してみてください。習慣が自然に身につけば、脳はいつまでも元気でいるはずです。

高齢の親のボケが気になる人、自分の脳に不安を感じることが多くなった40～50代以降の方に、私は本書を通じて、脳は自分で管理できる部分も多いことを知ってほしいのです。この最新版、脳のアンチエイジング読本で、「脳も元気、体も元気」なまま、いくつになっても楽しく仕事ができる大人を目指してください。

◉目次

第二章　仕事だけの毎日は、脳に悪い。今すぐ「サボる！」のが正解

第三章 「成熟する脳」と「ボケる脳」の違いはどこに？

第四章　「名前が出てこない」「物忘れが激しくなった」は、ボケの兆候か？

第五章　ストレスで脳を壊さないための心得

第七章 〝家族〟がボケたときの処方箋

第一章　ボケ予防に効く〝雑用〟のススメ

ボケ症状と認知症はここが違う

まず最初に、「ボケ」と「認知症」の違いからお話ししましょう。

人の名前が思い出せなかったり、言いたかったことを忘れてしまったり。質問をされても考えるのが億劫になって、なかなか考えがまとまらなかったり……パソコンが固まってしまう（フリーズする）ように、思考が止まって言葉に詰まることを、私は〝脳のフリーズ状態〟と呼んでいます。このようなことは、年を重ねてくると誰もが経験します。

しかし、こんな状態がひどくなると、脳の一部、あるいは大部分が眠ったような状態になってしまうことがある。これがいわゆる「ボケ症状」です。


そもそも脳は140億個ともいわれるニューロン（神経細胞）の集まりで、ニューロンどうしがつながることで情報を伝達します。このつなぎ目がシナプスで、ニューロンとシナプスが集団化してつくる神経回路が人間らしい高度な活動を司《つかさど》っています。

どのような回路ができるかは、その人の脳への刺激の与え方次第。

子供時代に学校で教育を受け、脳に刺激を与えてつくられた神経回路は、いわば幹線道路のようなもの。大人になると、仕事や生活によって必要な回路は人それぞれ違ってきます。自分の回路をつくるのは自分自身。こうして自分らしい豊かな回路をつくっていける人こそ、豊かな人生を築いていける人なのです。

ところがこの神経回路は、使わなければ衰退するようにできています。偏《かたよ》った脳の使い方をしていると、使わない部分の回路が次第に衰退して、脳の一部が眠ったようになってしまう。いわゆるボケ症状が見られるようになるというわけです。

一方、物忘れなどの症状を呈するもう一つの原因が、「認知症」です。後天的な脳の障害で知的機能が低下し、日常生活をふつうに送ることが困難になった状態を指します。

これは、脳の細胞がゆっくりと死んでいき、脳が萎縮していくアルツハイマー病などの「脳変性性」と、脳梗塞や脳出血、脳動脈硬化などで血管が詰まって一部の細胞が死んだり神経のネットワークが壊れてしまう「脳血管性」の大きく2つに分類されています。

まずは、この「ボケ」と「認知症」を区別してから、本題に入っていきましょう。

脳は、体を動かさないと活動しない

「突然ですが、あなたは雑用をしていますか?」

私は脳神経外科医として、ボケの不安を抱える患者さんを診るとき、よくこんな質問をしています。

雑用というのは、仕事のスケジュール管理や書類の整理などの雑務、日常の食器洗い、ゴミの分別、ペットの世話などのこまごまとした用事を指します。

忙しいときほど面倒で、できれば人任せにしたいことかもしれませんが、〝雑用〟というのは、働き盛りでボケていく人たちを数多く診てきた中で見つけた、実はボケ予防の重要なキーワードの1つなのです。

手、足、口、といった体の動く部分は、何気なく動いているように見えても、本来、脳からの命令が来なければ動くことができません。ですから、自分の手と足を使って、あれこれ工夫しながら行う雑用は、脳を広範囲に使う絶好のチャンスなのです。

面倒くさがらずにコツコツとこなしているうちに、いつのまにか脳、特に前頭葉が鍛えられている——雑用には、そんな素晴らしい効果を生む簡単な方法があったのですね。

前頭葉は大脳半球の前方にあって、目や耳から入力された情報はここに集められます。そして、記憶として蓄えられている情報と組み合わせ、思考や行動を組み立てて体に命令を出す、脳の司令塔のような役割を果たすところです。

「脳を鍛える」にはこの前頭葉の力を高めることが特に重要で、話題になった〝脳トレーニング〟も、主に前頭葉を鍛えることを目的に考えられています。

人は一般に年をとると動かなくなります。

筋肉が衰えたから動けなくなった、そう言い訳する人もいますが、実際には脳が〝動く〟ように命令を出さないから動けなくなったという場合のほうが多いのではないでしょうか？当然脳を使う機会も減るので、脳の体力も低下します。

脳の体力、具体的には前頭葉の体力が落ちてきた人は、どのような行動をとるかというと、主体的に行動することをサボりはじめ、人から命令されなければ動かなくなったり、ダラダラと時間を過ごすようになってしまいます。けれども毎日ルーチンな行動として雑用を続けてきた人は、面倒くさいことやつらいことに対する耐性が自然に養われていて、前頭葉がタフに鍛えられている。困難な問題にぶつかったときにも、意思的・主体的に行動する体力の高い人になっているのです。

ところが実際は、高学歴で社会的地位が高い人ほど、雑務や雑用を他人任せにしがちです。私に言わせれば**「他人の脳任せ」**にしていることが多い。

最近は家事をこなす男性も増えてきましたが、これはとてもいいことですね。私自身も仕事の雑務だけでなく、自分の朝食づくりや食器の片付け、ときには魚をさばいたり、犬の散歩などを分担しています。

雑用は、手軽で周りの人にも喜ばれる効果的な〝脳トレ〟法だと覚えておいてください。

忙しさを理由に、こんなに身近にある絶好の機会を活かさないのはもったいない。患者さんと向き合いながら、いつも私はそう感じています。

認知症の意外な事実

イギリスのサッチャー元首相、フランスのシラク元大統領、アメリカのレーガン元大統領。3人はそれぞれ偉大な業績を残した国家指導者ですが、最近、家族や知人らの証言で、彼らが認知症を発症していたことが明らかになりました。

認知症の多くは物忘れから始まりますが、そのうち食事やトイレも自分ではできなくなり、最終的には「私は誰でしょう」と自己認識不能な恍惚状態に陥ってしまうという、恐ろしい病気です。

なぜ、彼らのように優秀な人たちが、このような病を得てしまったのでしょうか？

認知症にはいくつかのタイプがありますが、代表的なアルツハイマー型認知症は、残念ながら原因が究明されておらず、根本的治療法もまだ確立していません。

病気の初期は記憶障害が主体で、「新しい情報が覚えられない」「以前に学習した内容を思い出せない」などの症状があります。

たとえば人と2人で話をしている最中に電話が鳴って、相手がその対応に出て戻ってきたときに、先ほどまでしていた会話の内容が思い出せない。また、会話中に相手の言っていることがわからなくなったり、言いたい言葉が出てこなくなって話に詰まったり……。

そのうち「方向感覚がなくなり、よく知っているはずの道で迷う(帰り道がわからなくなる)」「段取り能力が低下し、物事を首尾よくこなせなくなる」など、日常生活にも影響が出てきます。いつしか「面倒くさい」という言葉が多くなり、「自宅に小銭がたくさんたまる(計算が苦手になりお札で支払うため)」「料理のレパートリーが単純化する」などの症状が出て、やがて〝事件〟が起こります。

「鍋を焦がして危うく火事になりかける」「迷子になって警察に保護される」。こうしたことが起こると、誰の目にも認知症とわかるようになるわけですね。

認知症のごく初期の段階は、誰にでもできるような簡単なことができなくなることから始まります。そのため認知症は、これまで高学歴の人たちにとっては一番対極にある、最もなりにくい病気と思われていました。

高学歴な人ほど痴呆が進む!

ところが近年アメリカで、アルツハイマー病と高学歴との関係についての衝撃的な論文が発表されました。

それによると高等教育を受けた人ほど認知症を発症する危険度は低いものの、いったん認知力の低下が始まると症状は急激に進行するというのです。

「学歴の高い人は、脳に〝認知予備力〟があるため、認知症の病変に長い期間耐えることができるが、疾患の進行がこの予備力を上回ると、その後の精神機能の低下は加速される。

このため医療関係者は、高学歴の人では認知症が予想以上に早く進行する可能性があると認識しておくべきである」

と報告は鋭く指摘しています。


脳は使えば使うほど、知識習得などに用いた神経細胞の数が多くなり、脳内のネットワークが強化されていきます。この神経細胞の全体量を認知予備力といい、たくさん学習しておくと、いざというときに脳のネットワークが予備の力として働いて、認知症になりにくくなるという考え方です。

そこで、スポーツマンが筋力をつけるために筋力トレーニングをするように、脳を鍛えて認知症を予防しようと、近年ゲーム機などの〝脳トレ〟がブームになりました。けれども認知症の本質が未だ明らかでない現段階では、これだけで認知症予防は十分かと聞かれれば、それは微妙なところです。

認知症を発症しにくいはずの高学歴な人たちが、なぜ、いったん認知症の症状が現れると急激に進行してしまうのか。それには高学歴の人特有の事情があります。

一般の人は、物忘れ程度の段階で周りの人に早期発見されることが多く、「初期のボケ症状」と告げられると事実としてそれを受け止め、すぐにリハビリに取り組もうとします。

しかし、高学歴の人は認知予備力が豊富なため、物忘れや認知障害を起こしても、その場をとりつくろったり、予備知識で補ったりすることができるので、病気の判明が遅れてしまう。認知予備力が災いして早期発見ができなくなる、というジレンマに陥《おちい》りがちなのです。何より本人が認知症の可能性を拒絶します。

けれどもやがて公の場で失態を演じるなど、ショッキングなかたちで認知症が明らかになります。本人としてもプライドをいたく傷つけられ、「あんな恥ずかしい思いをしたら、もう外へは出られない」と一気に引きこもりになってしまう人も少なくないのです。こうして人との交流を避けているうちに、病気がどんどん進行して……。実際にサッチャー、シラク、レーガンもこうして表舞台から消えるようにいなくなってしまいました。

現時点では認知症に有効な治療法はありませんが、ほかの疾病《しっぺい》と同じく早期発見が重要なことはいうまでもありません。認知症の症状がはっきり出るまで必要な対策を怠っていると、症状が現れたときには、すでに脳の相当の範囲が病変に侵されているということになりかねないのです。

脳は放っておくとラクをしようとする

脳の機能は一ヵ所にまとまっているのではなく脳内のあちこちに分かれていて、その場所で特有な機能を発揮しています。これを「機能局在」といいます。視覚中枢、聴覚中枢、言語中枢などと名付けられた場所で、それぞれの働きをしているのです。

基本的に脳は、放っておくとラクをしようとします。

たとえばパソコンの画面に集中して仕事をしているとき、周囲の物音が聞こえていなかったことに気づいたことはありませんか。脳で視覚中枢の機能が高まると、聴覚中枢の機能は低下する。仕事への集中度が高まれば高まるほど、この程度の差は大きくなります。

これはどの脳機能にも当てはまり、１つのことに集中する期間が長くなればなるほど、使われない機能の衰えは強くなるのです。

たとえどんなに有意義な仕事でも、同じことだけを何十年も変化なく続けていれば、脳の使わない部分は休んでしまうため、使わない部分の機能はおのずと低下していく。そして衰えた脳機能は「廃用性脳機能低下」という症状を起こしやすくなってしまいます。〝廃用〟とは、「廃用性筋力低下」のように、長い間使われなかったために器官や筋肉の機能が失われたり、低下してしまうときに使われている言葉です。偏った脳の使い方を続けていると、脳の機能のうち、使えないものができてしまう。ラクをしようとする脳には気をつけなければなりません。

サッチャー元首相の脳に起こったこと

では、サッチャー、シラク、レーガンの脳はどのようになっていたのでしょうか。

彼らは長年政治の仕事に全精力を傾けてきました。そのため、脳もその機能が政治の仕事に特化したシステムになっていると想像されます。

「仕事以外には目もくれず、一心不乱に職務に集中している」……そんな状態でしょうか。

彼らがトップの時代は、こんな働き方が当たり前でした。現代では、たとえばオバマ大統領もジョギングをしているし、当然休暇も楽しんでいますが。

仕事に全精力を注ぎ、他との余計な接触を断つということは、一見ストイックな仕事ぶりで、脳も全体が激しく使われているように聞こえますが、この状態を長期間継続すると脳にも変化が起こります。機能が個々に異なった場所にある脳では仕事以外の機能が使われないことになり、使われているところ、使われていないところがマダラにある、偏った使われ方の脳となってしまうのです。そして、いざ仕事から離れたときには、使われない部分は廃用性脳機能低下の状態になりやすくなってしまう——という具合に。

また、高学歴の認知症患者の周囲には、優秀な秘書や部下がついています。長年の間、本人の不足を補ってきた人たちですが、実は彼らの存在も厄介な問題の1つ。

身の回りのこまごましたことは彼らにお任せで、食事をする時間帯も、場所も、メニューも前もって決められている。通勤は送迎つき。スケジュール管理も秘書が行うなど、日常生活のほとんどを誰かが代わりにセッティングしてくれるので、本人が判断していることは相当に少ないはずです。

結局、サッチャーはダンナさんの死が、シラクは養女にしてかわいがっていた女性のことがわからなくなってしまいました。家族のことがわからなくなってしまうのは、かなり進行した状態で、そこまで進行するまで病気に気づかないというのは、普通はあり得ません。でも彼らの場合、周囲の人がサポートすることで、症状を〝隠して〟しまっていたのです。

一般の人の場合はおかしな症状が出はじめたら、家族は「認知症では？」と騒ぐのですぐわかりますが、高い立場の人に疑わしいというだけでそんなことを指摘する人はいません。「まさかあんなに頭のいい人が」という周囲の思い込みも手伝って、結果的に病気の発見が遅れてしまう。高学歴な人、仕事ができる人ほどボケの進行が早いというのはそういうことなのです。

「高学歴で仕事ができる人ほど、認知症が進みやすい理由」、おわかりいただけたでしょうか。本書を読んでいる、働き盛りの方、高学歴な方、仕事漬けの方はこの機会に、危険が多い自分の環境を見直してみてください。

人の脳は、「手、足、口」を多彩に動かさなければ、使われません。「手」は仕事の手だけでなく、雑用の手を動かしましょう。「足」も通勤の足だけでなく、散歩の足を持ちましょう。そして「口」は仕事で最低限必要な会話だけでなく、雑談をすることが大切なのです。

将来、介護保険のお世話にならないためにも、40歳からは心がけて手、足、口をどんどん動かしてください。

第二章　仕事だけの毎日は、脳に悪い。今すぐ「サボる！」のが正解

過労はボケへの第一歩⁉

それでは実際に、私のクリニックを訪れた働き盛りの患者さんの話をしましょう。
ある日、長野県に住む30代半ばの男性が母親とともに、私のクリニックを訪ねてきました。
彼は東京六大学のラグビーの強豪大学出身、学生時代はラグビーに明け暮れたという元スポーツマン。大学卒業後、銀座の老舗日本料理店で5年間修業して、実家の家業である食品会社に入りました。父親が社長でしたが、実務のほとんどが彼のところに集中して、仕事漬けの日々。

両親は、息子はラグビー部で鍛えた体、どんなに働いても大丈夫と思っていますし、本人も体力には自信がある。そこで忙しく働き続けたのです。

ところがやがて、仕事上の約束を忘れる、社員と前日に話したことも覚えていないということが重なり、周りの人たちに「ちょっとおかしい。ボケてきたんじゃないか」と言われるようになって、私のところに来たのです。実は最初に訪ねた病院では、「海馬（60ページ参照）が萎縮している」と診断を下されたとか。

でも、私が診てみると、どこも異常がありません。記憶も十分だし、自宅からどのようにして病院まで来たのかも理路整然と話せます。それはそうでしょう、仕事を休んで東京に来たのですから頭も疲れていません。彼の脳には何も問題はなかったのです。

最近は若年性認知症が広く知られるようになったせいか、若くて物忘れがあるとすぐに、「若年性認知症では？」と心配されがちです。

確かに認知症の初期症状の大きな1つには物忘れがあります。物忘れがひどくて社会生活ができない人は認知症の可能性がありますが、問題のない物忘れも多いのです。

それではなぜ、彼にはボケ始めのような症状が出てしまったのでしょうか？

人が健康に働ける限度は、一日10時間と言われています。

会社の責任者に任命され、休みも取れない状態が長く続くと、体だけでなく脳にも機能の異常が起こります。それが、彼の場合は〝物忘れ〟だったのです。

人は過労状態になっていても働くことができます。しかし、耐えられる限度というものがあります。彼は、明らかに体力を過信して働きすぎてしまったことが問題です。しかも〝仕事だけ〟していたのがよくありません。

人間は生身ですから、限度を超えて使いすぎたら壊れます。

いくら体力に自信がある人でも、会社の幹部など人一倍**頭を使う仕事の場合は、脳に修復する時間をあげないと、正しく機能を維持することができません。**どこかできちんとリフレッシュする時間がないと、脳も壊れてしまうのです。

診察室で私は訊きました。「趣味は何ですか?」「車の運転です」

以前は休日になると筑波サーキットのコースを走って楽しんでいたそうですが、最近は全然乗れず、車もホコリをかぶったままだといいます。それではいけません。私は「1週間に1日くらい、自分に休みをあげてくださいね」と伝えて、診察はこれで終わりました。

忙しい人ほど、脳の使い方が偏りやすい理由

私たちの脳は、構造(解剖学的な部位)的には何の異常も認められないのに一部(あるいは大部分)が眠ったような状態になることがあります。

私はボケの治療に力を入れ始めた20年ほど前から、40〜50代の働き盛りの人たちがボケの症状で悩むケースを数多く見てきました。彼らの置かれている環境はさまざまですが、話を聞いていくと、なるほどと思う共通点がいくつかありました。

「忙しい人」あるいは「忙しがっている人」が多いということです。

職業の細分化、職場での成果主義が進む中でいつもプレッシャーを感じているような人は、自分でも気がつかないうちに脳の使い方がずいぶん偏ってきているものです。

もともと脳は１４０億個ともいわれる神経細胞が複雑に回路を張り巡らせ、人間らしいさまざまな活動を司っていることは前の章でお話ししました。ところが偏った使い方を続けていると、この神経細胞のネットワークが部分的に失われてしまい、無意味な細胞の集まりに戻ってしまう。それがボケの症状の始まりなのです。

働き盛りがボケるとき

最近、気になるのは一日中コンピューターに向かう職業の人たちです。

あるシステムエンジニアの30歳の男性は、連日10時間以上、ひたすらパソコンに向かわなければノルマが片付けられない状態でした。業務上の連絡はメールで行われ、勤務時間中、隣の席の人と会話する暇もほとんどありません。

そのうちにときどきパソコンの前で意識が低下したような状態になることや、簡単な入力ミスをしてしまうことが多くなり、結局、時間外勤務が増えてしまう悪循環に陥っていました。たまに人に話しかけられたときも、なかなか言葉が出てこない。そのうちに休日も予定を入れるのが億劫になり、ぼんやりと過ごすようになってきたといいます。

彼が病院を受診した理由は、次の2つでした。

「最近物覚えが悪くなった」「上司の指示を忘れてしまう」

この訴えだけを聞いていると、問題は記憶低下だけなのかと聞こえますが、本当はそれ以前の日々の勤務状態、生活状態にあります。

職場での彼の忙しさは、まるで車で高速道路を走り続けているようなものです。こんなときハンドルを握っているドライバーは、前方の限られた範囲に注意を集中するのに精一杯。脳が確実に処理できる情報量には限度がありますから、それ以外の周りの情報をキャッチしようとする脳機能はお休みの状態になっています。

一度注意の向け方がそうなると、簡単には切り替えられません。高速道路から一般道に出たときに、周りの情報をうまくキャッチできずに事故を起こしそうになったりするのも、そんな理由からです。

「忙しい人」は、このように一点しか見ていない、余裕の全くない状態になりがちです。こんな偏った脳の使い方を続けていたら疲弊し、バランスのとれた使い方ができなくなってしまうのも無理はありません。

働き盛りの人がボケるのは、何もしていない場合ではなく、たいていは極端に何か1つのことをやりすぎている場合が多いのです。

便利な世の中こそ、実はボケやすい環境

パソコンやインターネット、携帯電話、カーナビなどの道具が生活に溶け込み、私たちの暮らしは大きく変わってきました。

今までは時間がかかっていた調べ物も、パソコンで検索すればすぐに解決。必要な電話番号は携帯電話やスマートフォンに入れておけるおかげで、記憶することもなくなりました。カーナビがあれば旅先でも地図を広げることなく、目的地にたどり着けます。

しかし便利になる一方で、自分の体や頭を使わずにすんでしまうことも、多くなったはず

です。脳の使い方や思考回路も変わり、そのぶん自分で深く考えたり記憶したりする能力は、低下してきたように見えます。

さらに激しい競争社会では、周りの人のちょっとおかしな行動にも気づきにくくなっていますし、わざわざ人のことを指摘しない風潮になってきたのではないでしょうか。

このようにさまざまな要素が重なった現代は、「ボケやすい時代である」ことは間違いないと思います。

知恵と経験で上手に〝サボる！〟コツ

働き盛りで多忙、実はボケと隣り合わせでいる人に私から言えることは、「今すぐサボりなさい」ということです。

「サボる」という言葉を使うと、何かズルいことをするように聞こえますが、これは仕事を自主的に軽減させるという意味です。見方によっては仕事をしていないようにも見えますから、ここではあえてサボるという表現をしてみました。

テクニックがいることですが、上手にやれば悪いことでもなんでもない。現代人にとっては、むしろとても必要な対策だと私は思っています。

サボって脳を休め、これまで「忙しいからできない」と思っていたことを始めてみるのもいいでしょう。脳を偏った使い方から解放してあげてください。

「いきなりサボれと言われても、どうやってサボればいいのかわからない」という声も聞こえてきそうですが、サボるというのは「ズルをする」わけではなく、具体的には「自分がしなくてもいいことまでしない」「しなければならないことは効率よく終わらせる」ということ。そして、時間の余裕をつくるということです。

仕事はシェアするもの。シェアする仕方を考えればいい。間違っても、部下（若い人）の仕事を横取りしてはいけません。

全部自分でやらないと気がすまない、ある雑誌の編集長の話を聞いたことがあります。作家に届け物をしなければならないときも、「誠意を見せなければ」と編集長自《みずか》ら、どこでも行くのだそうです。万事そのような調子で人に任せられないために、連日夜遅くまで働き、休日も仕事がらみの外出を入れるので、なかなか仕事から離れる時間がとれません。

いつも疲れた顔をして、そのうち仕事上のミスも増えてくる。そのミスを挽回しようとして、さらに忙しく働く——。

上司がこのような働き方をしていると、部下が育ちません。

部下には、「作家さんにはこれを持っていきなさい」「これはこういうふうに考えなさい」と教えて、行かせればすみます。なんでも自分でやってしまう〝忙しがる〟上司は、簡単なことを人に教えないので、部下が育ちにくいのです。

部下がいる立場の人は、なんでも自分でやろうとしないことも大切。戦さのときに、機関銃から大砲まで打って忙しがっている隊長はいません。隊長には隊長のやるべきことがある。走り回ってはいけないのです。

脳のためには「時間の制約」が必要

私の外来にこういう患者さんがいらっしゃいました。

「集中力が続かなくて、仕事が終わらないんです」

会計監査の仕事をされている、もともとは非常に優秀な方です。画像検査や脳機能検査をしても異常は認められなかったので、私は普段の生活について質問しました。

「仕事がつまらないとか、ほかに気になることがあるとか、そういうことはないですか？」

やる気をなくしているかもしれないと思ったからです。やる気というのは、脳の領域でいえば大脳辺縁系（60ページ参照）の問題で、ここに障害が起こると、意思的・主体的に行動する力が全体的に低下します。それに、ほかに気になることがあるときにも、目の前の仕事に集中することは困難です。

しかし、この患者さんの場合、どちらも問題ないようでした。

「今の仕事は天職だと思っていますし、評価を受けて管理職にしていただいたばかりですから、仕事がつまらないということはありません。ほかに気になっていることも特には……。仕事以外のことを考える余裕もありませんから」

「ところで、アフターファイブはどんなふうに過ごしていますか？」

「最近はずっと仕事です。定時には終わらないので」

「お子さんたちとは会話できていますか？」

「できていません。早く家に帰っても寝るまでは仕事をしています」

「家でお仕事をすると、はかどりますか？」

「はかどっているとはいえません。でも、仕事をしていないと安心できないので」

「そうすると、夜寝るのも遅くなるでしょうね」

「はい。深夜1～2時にベッドに入る日が多くなっています」

「大変ですね。起きるのは何時ですか？」

「なるべく8時までには起きようとしていますが……」


実際にはこのやりとりだけで判断したわけではありませんが、私はこの方の大きな問題は、持ち帰り仕事を当たり前にして、時間の制約を外してしまっていることにあると考えました。

最初から「家ではどれだけ時間をかけてもいい」という発想で仕事をしている。これがとてもよくない。人の脳というのは、時間の制約がないとなかなか〝基礎回転数〟を上げられないものなのです。


基礎回転数とは、その人が本来持っている回転速度、頭の回転の速さを指します。

何か問題を解決しなければならないとき、ぐっと集中を高めて、速く的確な判断ができること。脳に蓄えられている記憶をパッと思考に結び付けて臨機応変な対応ができること。そういう脳の力量を基礎回転数と呼んでいます。

この患者さんのように「どれだけ時間をかけてもいい」という気持ちでは、なかなかいつもの基礎回転数まで上がりにくく、注意力が散漫になり、余計なことを考えがちです。時間をかけている割には仕事がはかどらず、休憩や気分転換の時間が長くなって、いつのまにか何時間も過ぎてしまうことになりかねません。

一番よくないのは、「やってみて、問題解決できたときが仕事の終わり」という考え方で仕事をすることです。

このような人は、「長い時間仕事をしている」ということだけで安心してしまいがちです。そうすると必然的に就寝時間も遅くなります。生活のリズムが崩れて睡眠の質も悪くなり、ますます脳が働かなくなってしまう。これこそが「いくら時間がかかっても終わるまで頑張ろう」とする真面目な人が陥りがちな、マイナスのスパイラルなのです。

脳に「時間」と「仕事量」を認識させる

この患者さんに、私は次のようなアドバイスをしました。

「私が知っている限り、仕事のよくできる人たちって、仕事も大事だけど、家庭も大事、遊びも大事だと考えている人が多いんですよ。どうしてだと思いますか？」

「いろいろなことに脳を使っているからですか？」

「もちろん、それもありますが、もっと大きいのは、時間の制約がはっきりすることで仕事に集中できるようになるからです。終業時間になったら退社して、家に帰って子供たちと一緒にご飯を食べたい、土日は友達と遊びに行く約束をしている、となったら何がなんでも仕事を定時までに終わらせようとするじゃないですか。

そうするとそこから逆算して、午前中のうちにこれだけの仕事をしなきゃいけない、午後3時までにはこの仕事を終わらせておこうと計画が立てられるから、中身の濃い時間が過ごせるようになるんですね」

「時間を絞ったほうが、集中して仕事ができるようになるということですか？」

「そういうこともあります。〝集中力〟や〝頭の回転〟は、高めようと思って高められるものではないんですよ。脳は自分にそういう指令を出せるようにはできていません。

脳ができるのは、時間と仕事量の関係をはっきり認識することなのです。時間の制約を最初から意識しているのといないのとでは集中力が全く違います。

だからまず、**仕事をするのは何時までと決めて『それ以降はない』と考える習慣を持ってください。**それが基礎回転数を上げるのに大事なことなのです」

もちろんどうしても時間内に終わらず、残業になったり、持ち帰り仕事になったりすることがあるのは仕方がありません。でもそれを当たり前にしてはいけないのです。

脳が集中して働き続けられるのは2時間まで！

サボるというのは、やるべき仕事を放棄するということではありません。**脳のしくみを知った上で、効率のいい使い方をしましょう**ということです。

たとえば私は、朝5時半に起床して、朝食後の食器洗いや犬の散歩をしてから家を出て、職場で仕事を開始するのが8時半。朝、起きてから3時間は、脳のウォーミングアップに使っているというわけです。

クリニックで一日働いたら、夕方スタッフとのミーティング後、約束があるときは人と会ってから帰宅。なるべく夜12時までには寝るようにしています。意識して異業種の人たちとのコミュニケーションの機会も持つようにしていますし、仕事量もかなり多いほうだと思います。

一日に人がどれくらい働けるかというと、前にも書いたように、生理的には10時間まで。それ以上働くと、作業効率が落ちたり、ミスしやすくなるといわれています。

しかも人の脳が一生懸命に連続して働けるのはせいぜい2時間。高い緊張の中で、それ以上働き続けられないようにできているわけですね。ですから私も仕事中は脳の使い方に緩急をつけています。告白してしまうと、クリニックではときどき一人で考え事をしているふりをしてサボっている時間があるくらいです。

自分の脳の覚醒リズムを把握する

それではどのようにして〝暇な時間〟をつくればいいのでしょうか? ヒントは、脳が働くリズムの中にあります。

仕事をしていると、自分でも「あっ、頭が冴えているな」と感じるときと、「頭がうまく働かないな」と感じるときがあると思います。なぜこのように感じるのかというと、一日の中には、脳がはっきりと目覚めて十分に活性化する「覚醒度」の高い時間帯と低い時間帯の波があるからです。

覚醒のサーカディアン・リズム

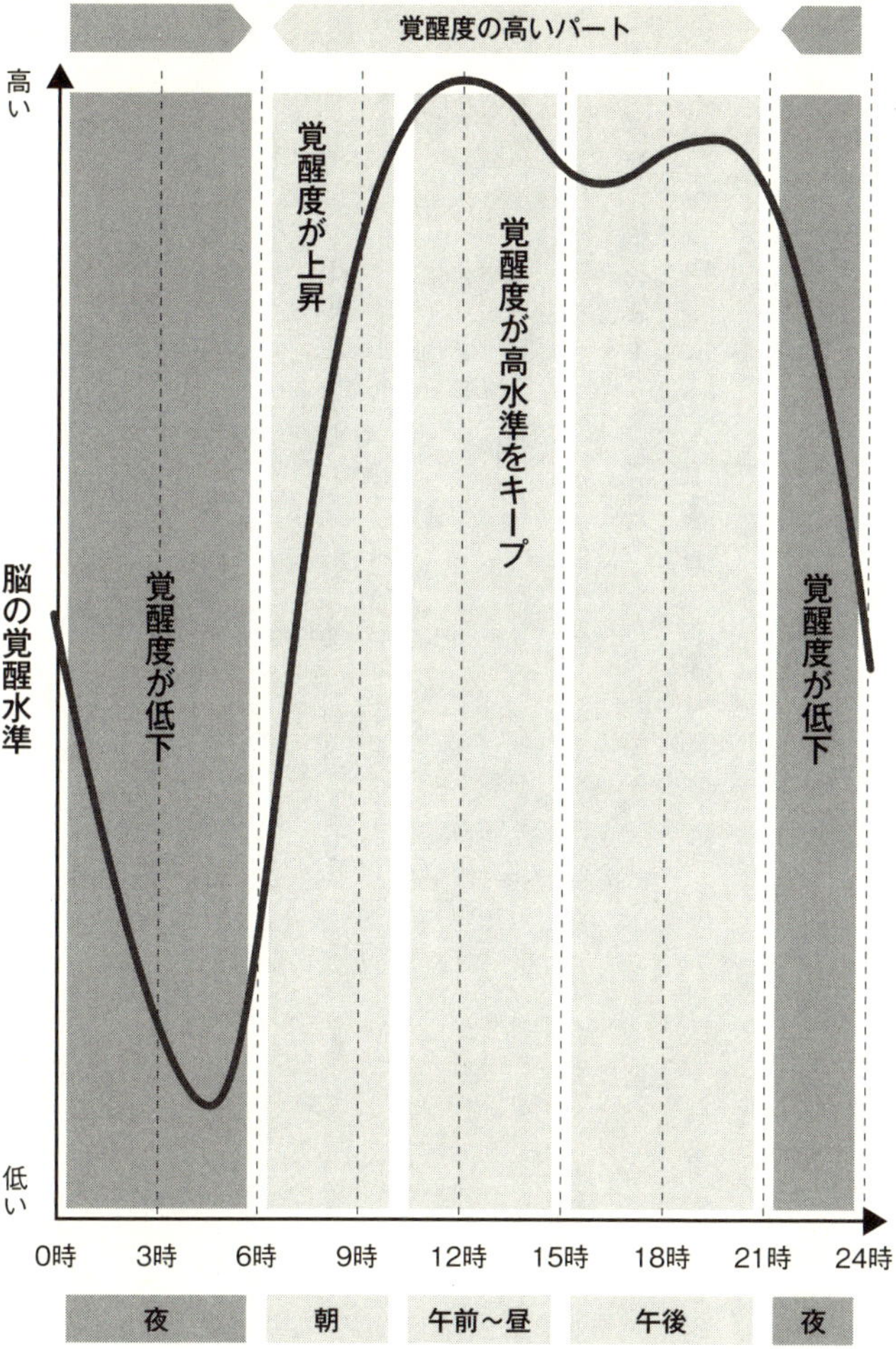

出典：元日本大学教授・橋本邦衛氏の研究による。

45ページのグラフを見てください。これは一日の脳の覚醒リズムをまとめたもので、「サーカディアン・リズム（概日リズム）」と呼んでいます（元日本大学教授・橋本邦衛氏）。大きくは、覚醒度が低下する深夜から明け方と、覚醒度が高い日中に分けられます。午前10時頃から夜21時頃までは、比較的高水準を保っていますね。

注目すべきは、日中のグラフに2つの山があることです。目覚めとともに覚醒度は急上昇して、正午前と夕方6時すぎに2回ピークがきます。このグラフの時刻ぴったりとはいいませんが、人はこのような生体リズムを刻む体内時計を持っているのです。

覚醒度が上がっているとき、脳は冴えていてよく働きます。私が「メリハリのある生活をしましょう」というのは、この冴えた時間帯に仕事や勉強を集中して行い、**覚醒度の低い時間帯には無理せず脳を休ませましょう**という意味です。

一番脳が働かない時間帯は早朝4時頃。朝活などをしている人は、早起きのしすぎに注意してください。

寝る時間を削って頑張ってみても、人間という生物には活動限界があって、覚醒の山場を自分でつくるのは難しい。睡眠という休息が絶対に必要なのです。

不規則な生活で時差ボケ→ボケ状態に

要するに、人間の脳は機械ではないので、24時間いつも同じ性能を発揮できるわけではないということですね。サーカディアン・リズムの中で、脳が活発に働こうとしている時間帯と「生活のリズム」をなるべく一致させること、これが仕事の能率を上げる最善策です。

たとえば脳が休みたがっている時間に仕事をしようとして、「頭が働かないな」と実感することはありませんか。逆に脳がまだ活発に働きたがっている時間に休もうとしても、眠れないことがあるはずです。これがまさに〝時差ボケ〟状態。サーカディアン・リズムとずれたリズムで生活をしていると、日本にいながら時差ボケを起こしてしまうのです。

時差ボケのような状態――この表現がしっくりくる人も多いと思います。けれどもこれを長く続けることは、必然的に脳の訓練の機会を減らすことにつながります。

そうすると今度はそれが原因となって脳機能が低下していき、人と話すのが苦手になったり、思考が長く続けられなくなったりします。

脳は〝あること〟ができなくなると、そのことを無意識に避けようとするので、ますます訓練の機会が失われ、さらに脳機能は低下していきます。そういう悪循環を続けた結果、最初は時差ボケ的な症状であったものが、本当に治りにくいボケ症状になっていくケースも十分に考えられます。

大事なことなので、あえて強い言い方をしますが、**サーカディアン・リズムとずれた不規則な生活は「ボケの入り口」といっても過言ではないのです。**

無駄な時間に酷使しないのが、脳の健康の秘訣

時差ボケ的な状態が多いと感じる人は、まず生活の原点をつくることから始めましょう。

一日のスタート時刻（＝原点）を7時なら7時と決めて、なるべく同じ時間に起きてください。ここから徐々にサーカディアン・リズムを実感できるようになっていくはずです。軽いボケ症状のように見える人も、家族が毎朝同じ時間に起こし続けているうちに治っていくケースも珍しくありません。

それに自分の脳の覚醒リズムを知っていれば、仕事がのらないときも覚醒度の低い時間帯なら、安心して息も抜けるのではないでしょうか。

無駄なときに無駄なエネルギーを使わない。毎日上手に脳を使う積み重ねが、脳機能をよい状態のまま維持することにつながります。

人混みで左肩をぶつけるのは、脳の疲労サイン

大切なのは、脳が疲労を訴えるサインに敏感になることです。

長時間働き続けると、誰でも眠くなります。こんなとき、コーヒーを飲んで疲労感を紛《まぎ》らわせる人も多いと思いますが、これはカフェインが一時的に脳を興奮させているだけで、「疲労感」は減らせても「疲労」を消してくれるわけではありません。早めにきちんと体を休める時間をとることが必要なのです。

また、長時間パソコン作業を続けているときに、目や頭、肩が痛くなってくるのも疲れてきた証拠。

そして、興味深い話をもう1つ。疲れが蓄積すると、混んだ駅などでうまく人をよけられず、すれ違う人と左肩をぶつけやすくなるという事実を、ご存じでしたか。右肩ではなく左肩というのがポイントです。私たちの体は、左脳が体の右側の注意を担当し、右脳が左右両側を担当しているため、体の左側は右側に比べ、そもそも注意力が落ちやすくなっていま

す。疲れているときはその差が顕著になり、左肩をぶつけやすくなるというわけです。

人混みで肩をぶつけたり、眠気やだるさ、集中力の低下、肩こりや頭痛を感じたり、まぶたがぴくぴくするようなときは「サボれ！」のサイン。SOSを受け止めて、健康を害する前に早めに休息をとってください。

サボるための、日常「貯金」という発想

もう1つ、仕事をサボる（仕事を軽減させる）方法があります。

それは、いま目の前にある仕事以外に、日ごろからアンテナを張って、気になる情報があれば書き留めて〝貯金〟しておく方法です。

すぐに役立つわけではありませんが、この貯金をたくさん持っていると、のちのち仕事をしていくときに活《い》きてきます。

私の場合、取材を受けているときも、相手の話で気になったこと、インタビュー中に浮かんできた別のテーマなどをメモするノートを持ち歩いています。長々と文章で書くのではなく、簡潔に単語で書いておくことが多いですね。そのほうがあとで見たときに、考えを膨《ふく》らませるのにも便利です。

私のこの「貯金」は、患者さんとの会話はもちろん、原稿の執筆や講演を頼まれたときも役立ちます。

のちのちサボる（仕事を軽減させる）ために、就業時間以外に余分な仕事をしておく。こういう備え方は人間にしかできない発想です。

“昔は劣等生で今、利口”がボケにくい

第一章で高学歴な人に注意を促しましたが、もう一度繰り返します。

学生時代にテストでいい点数をとっていた優等生は、自分の体や脳を過信してきたきらいがあります。若くて無理がきいたために、頑張ればすべて成功につながり、サボり方を学んでこなかった人が多い。それで大人になってストレスまみれになりながらも、まだ頑張ろうとします。高学歴な人ほど基本的に危険なのです。

それにひきかえ、昔からあまり勉強をしてこなかった人、不良学生だったという人は、サボり方を知っています。眠たくなったら無理せず寝てしまう。問題にぶつかったときも抜け道をみつける感覚を持っていて、逞《たくま》しい。失敗や挫折の経験もたくさんしてきているので、立ち直り方やごまかし方を学んできているはずです。そう思うと、一本道を順調に来た

人のほうがかえって弱いものかもしれません。

ですから今の世の中で一番安心できるのは、「昔は勉強ができなかったけど、大人になって利口になった」という人。大人になってから本当の意味での勉強をしてきた人は、頑張ることもサボることも両方知っているから、強くてボケにくいのです。

現代社会では、サボることも脳の大事なストレス解消方法だということを覚えておいてください。そしてサボって時間ができたら、映画館に行ったりおいしいものを食べたり、娯楽に使えばいいのです。こうして遊ぶことで心に余裕が生まれ、逆にまた走れます。遊んでいない人は走れません。

ストレス解消法に飲酒をあげる人も多いのですが、これにはちょっと注意も必要です。お酒は基本的に脳の力を下げるので、そのあと仕事に戻らなければならないときには向いていません。私も飲みに行くのは、帰宅してすぐに寝られるときと決めています。

忙しい上司を持つ人はボケやすい!

サボる大切さがわかったとしても、やっかいなのが、上司がこのような〝時間の制約〟を持っていない場合です。

常に「時間をかければ、もっとよい仕事ができる」という発想で忙しく働いている上司だと、部下も会社から帰れなくなります。前に書いたように、長い時間机に向かっていればたくさん仕事ができるというのは、幻想なのですが……。

とにかく「忙しい上司」「忙しがる上司」を持つ人は要注意。部下は自分の時間表で動けないし、こういう上司はいつも忙しがっているので、わからないことを訊いたり相談したりしたくても声をかけにくい。それで部下が一人で悩んだまま、ウツになってしまうことも多いのです。

そうならないためにも、この本では自分の脳の守り方も紹介していきましょう。

第三章　「成熟する脳」と「ボケる脳」の違いはどこに？

どうやら脳の使い方にはコツがありそうだということに気づいていただけたのではないでしょうか。

私は、脳はただボケなければいいというのではなく、〝使える〟脳であることが大事だと思っています。ダラダラ時間をかけるのではなく、**できるだけコンパクトに効率よく仕事を終わらせることができる。それが〝使える〟脳。**

そんな脳であるためにはどのような使い方をしていけばいいのか、この章で見ていきましょう。

頭が働かなくなったと感じたら、最初に疑うべきこと

私の外来によくこういう患者さんがいらっしゃいます。

「最近、頭が上手く働かないんですが……」

「それは特にどんなときですか？」

「人と話しているときに実感することが多いです」

「どんな状態になりますか？」

「ふと頭の中が真っ白になってしまって、言葉が出てこなくなったりします」

「今はスムーズにお話しできてますよね？」

「調子が良いと感じる日もあります」

――できるときとできないときがあることを自覚されていて、また、こちらで話の組み立てを誘導してあげるとスムーズに話せる、そういう患者さんの場合、脳機能が恒常的に低下しているわけではなく、ただ脳の活動状態がしっかり安定していないだけ、ということがよくあります。


思考を組み立てる前頭葉が休みたがっているときに難しい話をしようとするので、会話が長続きしない。話している最中に脳の活動がスーッと落ちて、不意に何も考えられなくなってしまう。次の言葉が出てこなくなる……。そういうときでも脳の感情系は目覚めていて、まずい状況であることはわかるので動揺します。さらに脳には、そんな感情系の動きを抑えようとする機能もあるので、そちらにエネルギーを取られ、ますます何も考えられない空白の時間ができてしまうのです。これでは相手の言っていることも、頭にすんなりと入ってきません。

何らかの事情で退職された方が半年ほど自由度の高い生活を送り、再就職のための活動を始めたところ、面接の席であまりにも頭が働かず驚いたという体験談もよく耳にします。昔からそうだったわけではなく、以前はもっと頭がキビキビ働いていたはずだという自覚があるので、そのギャップに驚き、不安になってしまうのです。

そういう患者さんに、朝起きる時間を聞いてみると、たいてい安定していません。

「日によって違いますけど、午前中には……」

といった答えが返ってきます。

もちろんそれが原因だと最初から決めつけるようなことは絶対にしません。画像検査や脳機能検査を受けていただいたり、その他の生活習慣について質問したり、情緒障害である可能性も含めて多角的に診察します。けれども慎重に検討した結果、やはり生活リズムが安定していないことが最大の原因だと考えられるケースが多いのです。

そういう方には、「まず生活の原点をつくってください」と私はお願いしています。規則正しく睡眠をとらないと脳は動かない、ということをぜひ覚えておいてください。

脳は、実は40歳頃から成熟していく

そもそも脳も体の一部。

加齢で肌がくすんできたり、体力が低下してきたりするように、脳も年齢変化していきます。でも老化をイコール〝劣化〟と考えるなら、それは脳には当てはまりません。90歳を過ぎても脳が元気な方を最近よく見かけることでも、それはわかります。

かつては「大人の脳は成長が止まり、年齢とともに脳の神経細胞が破壊されていく」「年をとると毎日10万個もの脳細胞が死んでいく」と言われていた時代もありました。けれども1999年、アメリカ・プリンストン大学のエリザベス・グールド博士らがアカゲザルの実験で「脳（海馬）では大人になっても新しい細胞が増えている」ことを発見、科学誌『サイエンス』に発表して話題を呼んでから、これまでの説も覆っています。

では脳は、どのようにエイジングケアすれば元気に保てるのでしょうか？

本題に入る前に、まずは脳の成長過程を説明します。

脳には、大脳、脳幹、小脳などがありますが、エイジングを心配しなければいけないのは大脳です。そして大脳には感情系、運動系、思考系の3つの機能があり、この順番で発達し

脳の3層構造

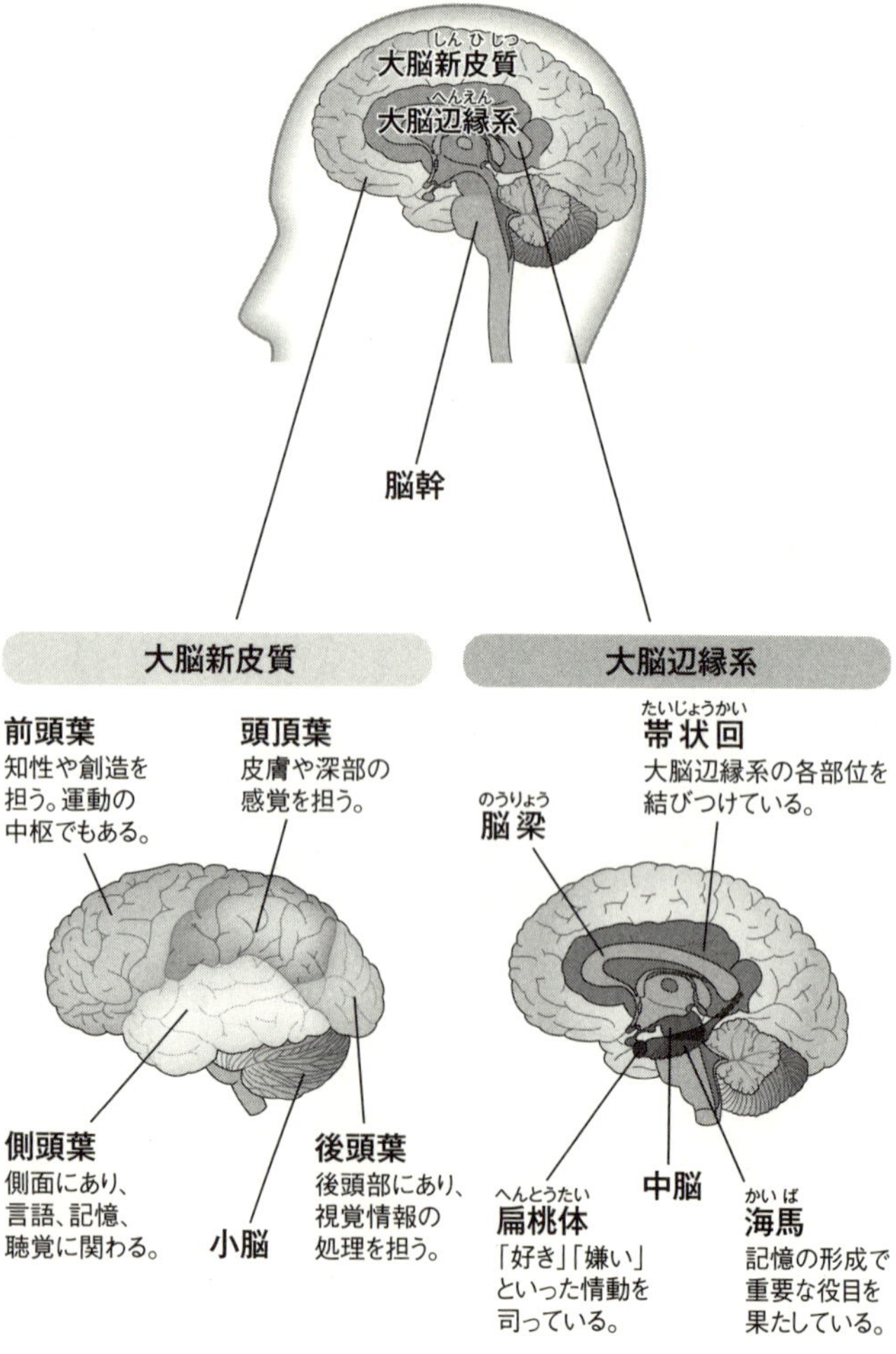

大脳新皮質《しんひしつ》
大脳辺縁《へんえん》系
脳幹
大脳新皮質
前頭葉
知性や創造を担う。運動の中枢でもある。
頭頂葉
皮膚や深部の感覚を担う。
側頭葉
側面にあり、言語、記憶、聴覚に関わる。
小脳
後頭葉
後頭部にあり、視覚情報の処理を担う。
大脳辺縁系
帯状回《たいじょうかい》
大脳辺縁系の各部位を結びつけている。
脳梁《のうりょう》
扁桃体《へんとうたい》
「好き」「嫌い」といった情動を司っている。
中脳
海馬《かいば》
記憶の形成で重要な役目を果たしている。

てゆきます。

音楽など感情系の脳が発達するのは5歳頃から。運動系の脳は10歳頃から、思考系の脳の機能は10代後半から本格的に発達を始め、20歳頃にはその人の脳のフレームが、ほぼ出来上がります。

それからは自己責任。使い方によって脳の質は大きく変わっていき、40歳以降はそれまでの経験の積み重ねをベースにして、いよいよ〝成熟〟していけるものなのです。

だから20～30代でノーベル賞を受賞するのは難しい。２０１２年にノーベル生理学・医学賞を受賞したｉＰＳ細胞研究の山中伸弥教授は、この年の受賞者の中で最年少でしたが、ちょうど50歳でした。

彼が整形外科の臨床研修医だった20代の頃は手先が器用なタイプではなく、他の医師より手術に時間がかかっていたそうですが、その後テーマを見つけて一生懸命に研究を続けた努力が実って、彼は40歳以降に花開いたのです。ノーベル賞の受賞は、高みを目指す向上心が彼の脳を成熟させてきた証です。

確かに若い頃に比べると、年齢とともに脳の感情系や運動系の機能は落ちてきますが、逆に思考系のシステム全体を上手に使えるようになるのは、実は40歳頃からなのです。

成長する脳とボケる脳の、使い方の違い

ちょっと思い浮かべてみてください。武道の世界でも必ずしも筋肉隆々の若者が強いとは限りませんよね。老練な武道家の圧倒的な存在感の前で、若者は手も足も出せないことがあります。

脳も同様で、若さ＝能力とは言い切れません。**普通に脳が老化していく人は、脳の使い方が下手な人。年を重ねても脳が元気な人は、重ねてきた自分のスキルの使い方が上手な人なのです。**

人が1つの分野を究めるためには、精根を傾ける〝1万時間〟は必要だと言われています。一日3時間で10年。同じシステムの中でそれくらい続けないと、その世界の求めるものが見えないということです。

たとえば野球が得意で150㎞／hの速球を投げられる人は何人もいるかもしれないけれど、その人が名投手かどうかは、続けてみなければわからない。マウンドに立ち続け、その速球を上手く活かして記録を残す。一流というのはそういうものです。

医師も10年くらいやってくると、最初に患者さんを診たときに「この人は○○かもしれない」と見立てられることが多くなってきます。

もっとわかりやすいのが芸術の世界。歌舞伎役者も長年経験を重ねていると、パッと花が開いたように輝く瞬間がありますよね。

何もしなければ、脳はとにかく休もうとします。けれども向上心を持って、「情報を入れて、処理して、出力する」ということをやめなければ、脳は常に変わっていきます。**成長する脳でいたいなら、とにかく脳を上手に鍛え続けることが大事なのです。**

自分にとっての〝役割〟があるとボケにくい

ここで、私の知っているある老紳士の話をしましょう。

彼は91歳のとき、ロンドン在住の娘さんに頼まれて、都内にマンションを購入しました。そして、その部屋に一人で住み始めたのです。将来娘さんが帰ってきたときのために近所づきあいもして一人で頑張っているうちに、もともと元気だった人がますます元気になっていきました。

「娘に引き渡すまで部屋を守る」という責任感が、彼をボケさせなかったのでしょう。

逆に怖いのが、幸せボケです。何の心配も苦労もない結婚生活を送れる人は一見幸せそうに見えますが、脳が成熟していく機会を失ったまま止まっていることがあります。脳科学的には、波風がなさすぎる生活は怖いことなのです。

脳を成長させたいなら、異動、転職を歓迎すべき

また、脳の同じ思考系ばかりを使い続けているのも、機能低下を招く原因になりかねません。それを防ぐためにも私は、年齢とともに環境を変えるのが良いと考えています。

今は人生80年の時代。社会に出てからの後半生をずっと同じ環境で送るのではなく、10年ほどのスパンで活動の場をシフトしていく。本当はそれが一番いいのです。

以前、雑誌の取材でお会いした元アナウンサーの菊間千乃さんは、まさに理想的な生き方をされています。フジテレビを退社後、猛勉強して2度目の司法試験挑戦で合格、弁護士へと仕事をガラッとシフトさせたのが38歳のとき。そしてこの先、仕事の場をアメリカに移すことも視野に入れて、勉強を始めていると話していらっしゃいました。

仕事が変わると脳の働くフィールド（場）が変わります。自然に新たな刺激が加わり、脳のアンチエイジングになるのです。

私も30代は脳神経外科医、40代は管理職、50代からは経営者、そして60代からは著述業とシフトしてきました。医学というカテゴリー内なら、活動の場を変えるのもそれほど大変ではありません。自分の得意なカテゴリーの中で、**10年ほどの周期で新しいことに挑戦していくと、脳は成長し続けます。**

料理が得意なら料理教室を始めるとか、英語が得意なら今度はフランス語の勉強を始めるとか。好奇心をくすぐる新しい挑戦が、脳を若々しく保ってくれるのです。

私が提案したいのは、10年ごとに仕事をシフトする〝三毛作の人生〟。

同じ仕事を何十年も続けようと望むのではなく、転職や、社内異動も、むしろ良い機会だと思って受け止めたほうが、脳のアンチエイジングにいい場合もあると思います。

「怠け者の脳」をいかに管理するか？

前に書いたように、20歳頃にはその人の脳のフレームは出来上がります。これをずっとよい状態で使い続けるための、基本的な心がけをお教えしましょう。

大事なのは脳を理性的に管理すること。たとえば「よく歩こう」と提案しても、人間は自分勝手ですから「今日は疲れている」「雨が降っているから散歩は中止しよう」と言い訳を始めます。

何も強制されていない環境にあると、脳はより原始的な機能である感情系の要求に従って動くようになってしまいます。その結果、生活のリズムを失い、面倒なことを避けるようになり、感情系の「ラク」ばかりを求める生活になってしまう。**脳は基本的に怠け者で、ラクをしたがるようにできているのです。**

そこで脳は、感情的ではなく理性的に管理する必要があります。

私がおすすめしたいのは、〝数字〟で管理する方法。たとえばウォーキングのときも、時計や万歩計を使うと、時間や運動量がきちんと数字でわかります。私自身、いつも万歩計を身につけていて、毎日平均2万歩ほど歩いています。

こうして道具の力を借りて、**「自分以外の誰かに動かされている環境を持つこと」**が脳のアンチエイジングには大切なのです。

小さな〝快〟で脳の準備運動を

この章の最後に、脳を一日うまく使う基本について、書いておきます。

それは、目が覚めて**脳がまだ起きていないときに、「簡単なことから始める」こと**です。

スポーツをするときに準備体操をするように、脳もウォーミングアップが必要。体と同じように、できるだけ大雑把なことから始めることが大事なのです。

私にとってそれは、先ほども書きましたが、毎朝の食後の食器洗い、草花への水やり、犬の散歩などです。

食器洗いは、汚れたものをきれいにする快感を味わえるし、水やりは自然と向き合う楽しい時間、犬の散歩に出ると毎日違った発見がある。こうしてまず体を動かして小さな〝快〟を得ることが脳の準備運動にぴったりなのです。

百ます計算や新聞のコラムの書き写しも悪くありません。

百ます計算は、縦横それぞれ10ますのます目に書かれた数字を足したり引いたりするもので、小学生にもできる簡単な計算のトレーニング法です。人間の満足度は質より量に比例します。「１００個できた！　あと20個だってできるはず」と、量の満足感でどんどんやる気が湧いてくる。子供はもちろん、大人の脳の準備体操にもなるというわけです。

このように気分よく今日一日をスタートさせることが、「成長する脳」づくりの第一歩なのです。

第四章　「名前が出てこない」「物忘れが激しくなった」は、ボケの兆候か？

妻から病院に行けと言われたシステムエンジニアの話

「病院に行って、脳の検査を受けてきて！」

先日、奥さんからこのように言われた38歳の男性が来院しました。

ご本人はそう感じていないのですが、奥さんに言わせると、結婚して以来、年々忘れることが増えているのだそうです。

この前も「スープを温めておいて」と奥さんに頼まれ、鍋を火にかけたまではよかったけれど、そのあと仕事関係のネットサーフィンに夢中になり、スープのことをすっかり忘れてしまった……。鍋が真っ黒に焦げ、あたりに焦げ臭いニオイが立ち込めるまで、彼は事態に気づけなかったといいます。

ご主人の不注意に危険を感じて頭にきた奥さんからは、これまで親にも言われたことのないほど酷いセリフを吐かれ、しばらくの間はろくに口もきいてもらえなかったそうです。

もちろん、誰でも物忘れをします。

確かにそうですが、何事も程度が問題です。ひょっとしたら何か脳に問題があるのかもしれない。奥さんがそう心配するほど、彼の物忘れは頻度がとても高く、内容にも問題がありました。

そこでMRIなどで検査をしましたが、脳にはっきりとした異常はありませんでした。けれども問診を行うと、普段の生活がいけません。彼の脳での情報処理に問題があったのです。この所見は、引き続き行った神経回路の検査でもはっきり出ていました。

ふと思い当たって、私はいくつか質問をしてみたのです。

「自宅だけでなく、会社でも上司から言われたことを忘れた、ということはありませんか？」

「ときどきあります。ここ最近は少し多くなっている気がします……」

この男性は、ある一流会社でシステムエンジニアとして働いています。毎日忙しく活躍している方ですが、仕事に没頭するあまり家族との会話が疎《おろそ》かになっていました。

つまり、頭のハードの部分は問題がないのですが、ソフトの部分に問題があったのです。この程度であれば、インプットからアウトプットの過程を踏む練習を繰り返すと、失敗も少なくなっていくはずです。

そう考えた私は、念のためしばらくの間、外来に通ってもらうことにしました。

このとき、課題としたのは、「万歩計をつけること」と「写真を撮ること」の2つ。

万歩計は、もちろんよく歩いていただくため。カメラを使うには理由があります。私たちはともすると、漠然と歩き、無意識に周囲を見ているものです。写真は、その人の心に引っかかった風景を切り取ることなので、当然ご本人は周りをよく見るようになります。

後日外来で、その写真を見ながらそのときの情景を私に話す。こうして情報のアウトプットを意識しながらインプットを繰り返すことで、注意力が高まり、周囲の状況もよく見えるようになってくるのです。

このように外来通院で脳の情報入力の確認作業を続けたところ、時間の経過とともにこの患者さんの症状はどんどん回復していきました。

ちょうど通院を始めて6ヵ月の頃でしたが、彼が打ち明けてくれたのです。

「実はあのとき、妻から離婚を迫られていて……。ですが、最近ようやく私を認めてくれるようになりました」

もう大丈夫、この時点で外来通院は終了、卒業としました。

本来、この状態は病気ではありません。一時的なシステムエラーとでも言うべき状態です。彼には今後とも、かつての生活が再び習い性とならないように注意してほしいと思っています。

睡眠不足は物忘れの一番の原因

物忘れは誰にでもあることですが、心配になって病院を訪れる人に、私がまず訊くことは「疲れてませんか？ 寝てないんじゃありませんか？」。

脳は、寝ている間に情報を整理しています。寝ていない人はこの整理時間がありません。脳をディスクにたとえれば、フル（満杯）の状態。このままではいくら新しいことを書き込もうとしても不可能です。

コンピューターの再起動のように、人も良い睡眠時間を持つことで脳を再起動させなくてはいけません。そうすればディスクが整理され、空きができます。人は寝ないと働けないというのは、当たり前の話なのです。

知識の豊富な人＝優秀ではない

物忘れが気になるようになったら、ちょっと考えてみてほしいことがあります。あなたは、「物をたくさん知っている人ほど優秀だ」という知識信仰を持っていませんか？　だからこそ会話中に、せっかく仕入れた知識や固有名詞を失念してしまうと、頭が劣化しているように感じてしまうのではないでしょうか。

でも社会人になったら、知識競争はやめたほうがいい。できる人というのは、「物事をよく知っている人」ではなく、「頭を使える人」です。

たとえば営業マンなら誰でも自分が勧める商品の知識を持っているのは当たり前で、お客さんにうまく説明できるかどうかが問題ですよね。パンフレットをそのまま読んでいるだけのセールスマンからは、誰も買いたくありません。大人になると、知識を持っていることより、その知識をうまく効率よく使える人が優秀な人だとわかってきます。

もはや、**知識信仰からは解放されてもいいのではないでしょうか。そして物忘れする自分に落ち込むのはやめましょう。**

脳に情報をしっかり記憶させるには？

そもそも私たちは脳に情報を記憶するとき、次のような一定の過程を踏んでいます。

① 意識的に情報を脳に入力する。
② 入力した情報を解釈する。
③ 脳の中にある情報を出力する。

聞いた話をすぐ忘れてしまう、人の話がスムーズに頭に入らない、言葉が出てこないことがたびたびある、自分の考えを人に話すのが苦手という人は、この過程のどこかに原因があるはずです。

たとえば①の入力も自然にできるものではなく、きちんとやろうと思うとコツが必要です。私自身は、「大事なことは口に出して言う」「ノートに記録する」という二重の記憶保持策を取っています。ノートに書くということは、物理的に消えないシステムに情報を入れること、つまり情報のバックアップを取っているわけですね。

そして脳は、インプットするだけでなく能動的にアウトプットしないと育ちません。情報を解釈して（②）、口に出して言う（③）。

私たちは、わかっていないことは言葉にすることができません。口に出して言えるということは、脳での情報処理が終了していることを意味しています。だからこそここまでしなければ、きちんと記憶したことにならないのです。

ここで1つ日常生活の中で気をつけたい点をお伝えします。相手が家族や親しい友人の場合、話の流れで何気なく「うん」「わかった」と答えてしまうことがありませんか。これは要注意です。

反射的にうわの空で「わかった」と答えたものは、言われた内容を全く認識していないことがよくあるのです。仕事の場はもちろんですが、大切な情報はオウム返しに口に出してきちんと復唱するようにしましょう。

たとえば電車の運転士は、「信号は青」と指を指し、大きな声で確認をしています。失敗が大きな危険を招くような仕事では、情報ははっきり声に出して復唱し（アウトプット）、確認しています。これは脳に確実に情報を入れるという意味でとても大事なことなのです。

脳の働きには限界がある

「誰でも物忘れをする」のは事実ですが、この言葉には2つの側面があります。

1つは、記憶力には限界があるという面。

人間が一度に覚えられるのは、最大7項目、最小3項目と言われ、マジックセブンという言葉もあるくらいです。100個もの事柄を覚えるのはもともと無理で、きちんと一つ一つ整理し記録するしかないのです。

また人間は誰もが同じ能力を有しているわけではありませんし、持っている情報は各人異なっています。理科系出身の方と文科系出身の方では、ジャンルによって基本的な語彙《ごい》の量からして違いますよね。当然、記憶力の限界にも個人差が出ます。


「誰でも物忘れをする」ことのもう1つの側面が、脳の持つ「認識の省略」という面です。「認識の省略」、初めて聞く言葉だと思います。私は「認識」という言葉を、「意識してわかる」という意味に使っています。

人間の脳は膨大な情報を処理するために、できる限り労力を省《はぶ》こうとします。ですから脳は周囲の大量の情報に対して、
① 意識するものを制限する。

② 似ているものは同じと解釈する。
③ すぐにわかるものは一瞬しか認識しない。

このようにして省力化しようとしているのです。

そのために当然、日常生活では非常に多くのものが認識の上で次々と省略されてしまいます。結果多くの、見当違い、見落とし、言い間違い、思い違いが頻繁に発生することになるわけですね。

インプットするとき、私は「口に出して言う」「ノートに記録する」と二重の対策を取っていると書きました。これは、集中力もときには低下することがあると知っているから、わざわざ行っているのです。


人間は誰でも物忘れをします。

わからなかったらもう一度聞き直す。忘れたらもう一度覚え直せばいい。それは恥ずかしいことではありません。

スーパー老人が元気な理由

脳のエイジングケアが本書のテーマですが、私が医者になった30年前、60歳を迎えた人たちは現代よりもはるかに〝お年寄り〟でした。定年を過ぎればみなさん隠居し、静かに余生を送るのが当たり前。そして今ほど長生きでもありません。しばらく周りが何かと世話をしているうちに、いつの間にか亡くなっていました。

「定年になって会社を辞めるとボケる」

「老人が長く入院するとボケる」

これはその時代に普通に言われていた言葉です。

仕事人間で伝書鳩のように忙しく家と会社を往復していた人が、定年を迎えて自宅にいるようになると、毎日が日曜日でやりたいことも見つからず、唯一テレビだけが〝お友達〟になりがちです。

テレビは、いくら話しかけても相手になってくれません。ですから、次第に無口になり、外出も減って、身体能力も会話能力も徐々に低下、それゆえ記憶障害も激しくなって、誰からもボケていると認識されるようになっていく――。

また、昔の病院は、頼めば長く入院させてくれました。治療が長引くと、三食昼寝付きで、白い天井だけを眺めているようになります。おまけにやさしい看護師さんまでついていますから、何もしないで脳も使わないまま。そのうち曜日も場所も家族の名前もわからない〝恍惚の人〟が出来上がるというわけです。

人間は社会的な動物です。誰でも**社会の中での自発的な活動がなくなると、引退したスポーツ選手の筋力のように、脳の能力も低下してしまいます。**脳も使わない部分はどんどん痩せていくのです。

ところが、近年は80歳になっても活躍しているスーパー老人がたくさんいます。

私の外来にもそのような患者さんがいて、くも膜下出血から回復したご本人のほうが家族の誰よりも元気、という一般常識と逆のパターンも見られます。

「私の周りで、腰も曲がらずに元気で外出できるのは私だけです」

このように豪語する患者さんもいて、素晴らしいことだと思います。

ではどうして、最近はこのようなスーパー老人をたくさん目にするようになったのでしょうか?

食事がよくなった。生活環境がよくなった。社会の脳への認識が高まった。老人を受け入れる社会が増えた。脳の医学が進歩した。

いろいろ理由はありますが、私は〈足腰が元気〉〈好奇心がいつまでも衰えない〉、そんな人が増えたことに尽きると思っています。

足に命令を出す脳の神経細胞は、頭の頂点にあります。「血液の流れ」と「神経活動」は相関関係にあるため、足を使って歩けば歩くほど脳の一番上にまで血液が送られ、脳の働きが活発になるのです。

また、感じのいい異性が近くに来たときに心がときめくというのも、脳に多くのプラスの刺激を与えます。好奇心や注意力は、心の重要なエネルギー源。周りに常に関心を持つということは、いつも脳が多面的に活動しているということと同じ。

つまりスーパー老人のみなさんは、「脳を健康に保つ生活習慣を獲得した」ことが、他の方との大きな違いにつながっているのです。

①　歩くこと——毎日一定量の活動をしていること。

②　多様な興味を持つこと――注意力の範囲を狭くしないこと。

この2つは、どの年齢においても脳機能の維持・向上のために欠かせない大切なものです。それをぜひ忘れないでください。

社会人になったら、脳は自分でチェックする

多くの方はご自身のことを、「学生時代のほうが、今よりずっと記憶力は良かった」と感じているはずです。では、どうして社会人になって年をとると、みんな記憶力が悪くなるのでしょうか?

何度も書きますが、基本的に「脳は『ラク』をするようにできています」。

みなさんの学生時代を思い出してください。学生時代、誰もが脳の働きを周囲からチェックされていました。どの学校でも毎学期何らかのテストがあり、その結果、学力の進歩の程度は自分でも十分に認識できています。

学力だけではありません。学生は生活も厳しく制限されています。朝は8時30分までには登校。遅刻すると生活指導の怖い先生が校門前に立っているし、授業の時間割りも決められていて、体育の時間になれば、必ず一定量の運動をしなければならない。選り好みは全く許されません。

この時代、脳は「ラク」できなかったのです。ですから、体も健康で冴えた脳が維持できたのです。

けれども社会人になったら、誰もチェックしてくれません。体だけでなく脳も自分で管理するしかないわけです。怠ると放置された部分はどんどん機能を省略し、一度つくった「ラク」なシステムだけで動くようになります。

その結果、人はラクに走り、とりあえず仕事上の重要なものにだけ力を注ぐようになってしまうのです。

夫に「病院に行って、脳の検査を受けてきて！」と言った奥さんは厳しいように感じるかもしれませんが、彼にそのような伴侶がいなかったら、脳はどんどんダメな方向に向かっていったことでしょう。言いにくいこともはっきり言ってくれる人が身近にいるのは、ありがたいことなのです。

脳にラクをさせない、スーパー老人を一人、思い出しました。

それは漫画家の長谷川町子さんが描いた『いじわるばあさん』です（1966〜71年、雑誌『サンデー毎日』に連載された4コマ漫画）。主人公は、あらゆるものに興味を持ち、揚げ足を取ってやろうといじわるを企《くわだ》てる。その観察力、行動力、意外にも自分に厳しい目は、脳の活性化に繋がっているように私には見えます。

ラクなほうにばかり走らず、前述したように生活習慣を整えれば（詳しくは第六章で説明します）、脳の機能は年齢に関係なくいつまでも維持することができるし、そのような環境に置かれれば、脳は元のように復活させることもできます。

物忘れが多くなってきたと感じたら、本書を参考に「脳を健康に保つ生活習慣」になっているか、見直してみましょう。一番身近で厳しい目も持っているパートナーと、お互いに冷静に相手の変化を評価しあうのも大事なことだと思います。

第五章　ストレスで脳を壊さないための心得

ストレスは脳にとって毒か薬か?

原始時代の自給自足の暮らしに比べれば、私たちのストレスなんてないも同然。現代は文化的な暮らしとなったため、生死に直結するストレスはほとんどなくなりました。でも一方で、人間関係のストレスやコンピューターなど便利な道具による新たなストレスが増えてきたのも事実です。

脳にとってストレスは毒。でも〝薬〟を考えてみてください。多くの薬は、基本的に「毒」を応用してつくられています。

ストレスは毒ではあるけれど、ゼロになればいいというものではありません。

たとえば、考えて工夫しなければできないような仕事の場合、ストレスが脳を目覚めさせ最高の力を発揮しようとします。緊張、厳しさ、つらさ……人生にはさまざまなストレスがあり、その状況から抜けるために努力する。後で考えてみれば、このようなストレスが脳を活性化してくれたのがわかるはずです。つらい仕事の後の解放感、その心地よさは、誰もが経験していることですよね。だからこそ、ストレス(毒)は、どううまく利用するかにかかっているのです。

目の前にあるストレスは、〝薬〟として使えば、脳力は確実に向上します。では、どうつきあうか。この章では、ストレスを薬として使う方法を探っていきましょう。

脳の働きを下げる3つのストレス

ストレスというものは、年齢を重ねて、社会的な立場が上がれば上がるほど増えていきます。つまり、偉くなるほど負荷に耐えられる能力を持っていなければならない……厳しい言葉を許していただければ、ストレスの処理の仕方を知らない人は、本当は偉くなってはいけないと私は思っています。登山でも、十分な体力や能力を備えた人でなければ、高い山は目指すことはできませんよね。

また、不幸なことやイヤなことばかりがストレスになるのではなく、〝いいこと〟がストレスになることもあります。たとえば昇進して周囲からの期待が高まるのは悪いことではありませんが、期待に応えるため、実力以上に働いて頑張ろうとすると、その期待がストレスになってしまうという具合に。

多少のストレスは必要とはいえ、気をつけたいのが「過剰なストレス」「継続するストレス」「繰り返すストレス」――この3つのストレスです。

人は継続的に大きなストレスを受け続けると、感情の抑制が利かなくなり、大脳辺縁系から一番外側にある大脳新皮質（思考系を司っています）に情報が伝わりにくくなって（60ページ参照）、脳の判断機能が落ちてしまいます。

これら3つのストレスは、脳にも体にも悪影響を及ぼしかねない〝悪者〟と覚えておいてください。

私のこれまでの経験から見ると、脳というのは自分が今持っている能力の2倍は無理ですが、1・5倍ほどの負荷には耐えられるようにできているようです。しかし、その負荷に耐えるには「いつまで」という時間制限をつけることが、実はとても大切なことなのです。

残業が続くハードな仕事も、納期が決められていれば、「これが終わったら旅行に行こう」「買い物にでかけよう」と自分へのご褒美を見つけて、高いモチベーションで取り組めるものです。けれども、終わりが見えずに、毎日変わらずつらい作業を繰り返すだけなら、モチベーションの維持も難しくなってくることでしょう。いくら頑張っても、「まだ続くのか……」という感情が生まれると、脳の働きも低下してしまいます。

だからこそ、脳のアンチエイジングのためにも、**普段から「期限をつける」習慣を身につけることが必要**なのです。

心の破綻を防ぐ脳のメカニズムを知る

そもそも私たち人間には、ストレスを受けたときに心の破綻《はたん》を防ごうとするメカニズムが備わっています。

まず1つ目の方法が、「耐える」。

なんらかの理由で欲求が満たされないとき（欲求不満）、人はその状態に耐え、乗り越えようとするものです。この能力を欲求不満耐性といいますが、これは生まれつき十分に備わっているわけではないので、お手本となる人をみつけて、自分で身につけ強化していかなければなりません。けれども最近は、欲求不満耐性の弱い人が多く、すぐに怒りを爆発させたり、安易に欠勤したり、無気力になったりする人が増えているように見受けられるので、ちょっと心配ですね。

２つ目の方法が、「逃がす」。

ストレスによる心の破綻を防ごうとして、自然に柔軟な考え方や対処ができるようになる心のメカニズムです。

たとえば「あの日、うまくいかなかったのは体調が悪かったせいだ」と都合のよい理由をみつけて、満たされなかった欲求を正当化したり、「勉強がダメだから、得意なスポーツに打ち込む」というように、劣等感をほかの方向で補ったりするのも、このメカニズムの為《な》せる業です。

冷静に考えると、ストレスの原因は、すべて〝過去〟の出来事。起こってしまったことなのですから、「悲しかったけれど、あれは過去の話」と考えるのも人間の知恵の一つです。お葬式には、初七日、四十九日、一周忌、三回忌という行事がありますが、これらは家族に悲しかった出来事を「過去のもの」と認識させるための一連の手順とも考えられ、よく工夫されていると感じます。

さらに３つ目が、溜まったストレスを「発散する」方法。

愚痴を言ったり、やけ食いをしたり、どこかに出かけたり、スポーツで体を動かしたり、心に溜まったストレスのエネルギーを言語化・行動化することで発散するメカニズムです。

大切な人を亡くしたときに、人目もはばからず取り乱して大声で泣いてしまう。この行為を後で恥ずかしいことをしたと後悔する人もいますが、悲しいときには泣いていいのです。こうすると見送ったあと、自然な反応を表現できたことで気持ちがおさまり、早く日常に戻っていける。これも「発散すること」の効能の一つなのです。

こうして私たちは心に三つの「救急箱」を持っています。大きなストレスを感じて心が折れそうになったときには、これらの救急箱を上手く使いこなすようにしてください。

夫の死で妻のボケが治った理由

私の外来に、少しボケの症状が出始めた60代の女性が通っていましたが、しばらくしたら来なくなってしまいました。心配していると3ヵ月ほどして再び来院されたのですが、なんとボケはすっかりよくなっているではないですか。

何があったのか訊いてみたら、実はその間に彼女は旦那さんを亡くされていたという。

ご主人は、存命中、生活費のやりくりや、貸していたアパートの管理など、家庭内のすべての権限を握っていました。ところが亡くなってしまったので、今度はすべてが彼女の肩にかかります。まずは月末の店子の家賃管理に始まり、御主人のお墓の世話、毎月やってくるお寺の住職さんのお相手など、日々やらなければならないことが山ほどできて、ボケている場合ではなくなってしまった。動く必然性ができたことで、彼女のボケ症状は治ったというわけなのです。

最近、定年退職した夫が家庭に入ってきて、これまで妻がしてきた仕事を奪ってしまうケースが増えています。スーパーで食品選びに口を出し、献立を決めるのも夫。妻に代わって毎日台所に立つようになったご主人までいるようです。妻は家事から解放されてラクかというと、実はそうではありません。役割を奪われたことでボケを生むこともあるのです。だからこそボケないためにも夫婦はお互いに尊重しあい、相手の仕事をとらないように気をつけることも大切なのです。

ストレスが生きる力を生む

女性の場合50歳前後になると、見た目年齢の差が大きく開いてくるように感じますが、これにもストレスと脳の使い方が関係していると私は思っています。

子供のいる女性の場合、40歳前後だとまだ子供に手がかかり、母親として程よく負荷がかかっているので、大きな差はありません。差ができるとすれば、優等生より手のかかる子供の母親のほうが、脳が鍛えられてイキイキと見えるくらいです（こうなると何が幸せかわかりませんね）。

ところが50歳前後になると、子供たちは一人前になります。手をかける対象がいなくなるこの時期は、脳の回転を上げる機会の減ってくる危険な時期とも言えます。この時期に油断せず、新しい人間関係の中に入っていって、勉強や体を動かすことを始めた人は、適度なストレスがかかって脳が活性化されます。

ストレスのない暮らしから生きる力は湧いてきません。人のため、自分のために〝行動する必然性〟をつくり続けている人が、脳も元気で、いつもイキイキ輝いていられるのだと思います。

ストレス耐性を高めるホルモンの話

ここで一度、ストレスと上手くつきあうために、「コルチゾール」というホルモンのことを説明させてください。

私たちの体は、大脳がストレスを受けると、その緩和のためにコルチゾールという副腎皮質ホルモンが分泌されるようにできています。

コルチゾールの分泌が増えるのが午前3〜6時の間。良質な睡眠が成長ホルモンの分泌を促すと前に書きましたが、実はコルチゾールのためにも、この時間に質のいい睡眠を確保することが大事だったのです。

ただしあまりにストレスが多すぎるとコルチゾールの分泌が過剰になってしまい、過剰なコルチゾールは健康に悪影響を及ぼすこともわかっています。そこで、コルチゾール過多を防ぐためにも、すぐできるストレス対策をお教えしましょう。

私たちの体はストレスが加わると、自律神経のうち、交感神経が優位となります。そんなときには副交感神経が優位になるよう、深い呼吸でリラックスするのがいいのです。

深呼吸のやり方は簡単です。椅子にラクに腰掛けて、目を閉じ、フーッと音をたてて息を吐いて、鼻からゆっくりと吸い込むだけ。これを10回ほど繰り返すと、自律神経も整い、冷静に戻れるはずです。

ストレスを減らす意外な発想法

もう一つ、違った視点のストレス軽減法もお伝えします。

私が所長を務める北品川クリニック・予防医学センターに新しい事務長が就任したとき、事務上の画期的な変化がありました。

クリニックには、何人もの人がハンコを押して回す伝票が意外にたくさんあります。用済みとなった伝票を、これまでは整理して保管していましたが、新しい事務長は、なんとこれをすべてデジカメで写真に撮り、現物はどんどん捨ててしまったのです。

最初は驚きましたが、確かに理に適《かな》っています。ほとんど見直すことのなかった伝票（しかもどんどん増えていきます）。今までは手間をかけて綴じ、収納スペースもたっぷり使っていたものを、その慣例を破り、一応データだけは残して、現物はどんどん捨ててしまう。事務長の、その思いがけないやり方に私は大きな感動を覚えました。

そこで考えたのです。日頃から私たちに降りかかってくる課題も同じように、がらりと発想を変えてその場で解決すれば、ストレスも軽減できるのではないか、と。

どうしてもできない仕事であれば、そこで「できない」と決めて対策をとればいい。それを先延ばしにしようとするから問題が複雑になって、ストレスを感じ続けることになってしまうのです。

「ストレスは自分がつくるもの」

それならば自分で、ストレスをつくらない工夫をすればいいだけのことです。


私の場合、クリニックの自分の部屋でストレスを感じていたのが、ゴミ箱でした。ゴミのたまったゴミ箱が常に見えているのがイヤだったのです。そこで思い切って部屋からゴミ箱をなくしてみようと考えてみました。

出たゴミは、足元に置いた紙袋に入れて、その日のうちに袋ごと捨てて帰る。毎日片付けるから、ゴミがたまりません。それにカサを減らそうと思って紙ゴミをちぎったりするので、驚くほどゴミの量も減ってきました。これがとても気持ちが良いのです。

私は産業医として、仕事のストレスを訴えてくる人と話す機会も多いのですが、最近はそんな人に「部屋のゴミ箱、なくしませんか？」とすすめています。

なくしたほうが快適な場合もあるし、ないと強いストレスを感じる場合もあるでしょう。ゴミ箱はあってほしいという人も、どの位置にどんなゴミ箱を置いておくのがベストなのか、考えるきっかけになります。脈絡のない提案のように思えるかもしれませんが、一度やってみると、「ストレスは自分で減らすことができる」ということを、実感できるはずです。

ゴミ箱のほかにも、あるのが当然だと思っているけれど〝なくしていいもの〟〝ないほうがストレスを軽減できるもの〟は、たくさんあると思いますので、ぜひあなたの周りも見回してみてください。

人に愚痴を言ってストレス解消

もう一つ脳の健康に欠かせないこと、それは、自分の感情をうまくコントロールすることです。

「人に愚痴を言う」のもストレス解消法の1つ。もしあなたが愚痴の聞き手になることがあったら、そのときはただただ、話を聞いてあげてください。

たとえば我が家の場合。子供がまだ小さい頃、家や子供のことは妻に任せ、私が一緒になって心配したり悩んだりしないことにしていました。学校や何かのトラブルがあったときには、問題が解決したあとに妻から「息子のことで私、大変だったのよ」とよく言われたものです。妻が愚痴を言い始めたら、「苦労なら僕だって……」なんて決して言い返さずに、「大変だったね」とひたすら認めることにしていました。それでないと相手はストレスを〝発散〞できません。

「そうだったんだ」と相手の言うことを無条件にオウム返しにしながら聞いておく。そうするとむこうは口に出して言ってしまったことで、回復していきます。

ストレスは愚痴を言ってどんどん発散すればいい。そのためにも本音を言える愚痴友達をつくっておくことは、とても大事なことなのです。

「歩きながら怒る」が脳にはできないワケ

実は脳はそれほどストレスに強くはできていません。ストレスは溜めこまないよう、こまめに発散していくことが、感情をコントロールするうえでも大切なことはわかっていただけたと思います。

もし職場でイヤなことがあったときには、駅からの帰り道、悪態をつきながら歩いてみましょう。収まらなかったら回り道をしてもいいですね。そうやって歩いているうちに不快な思いがやわらいでいるはずです。

これは脳の性質を知っていると、納得できる話です。脳は2つの機能を同時に働かせるのが困難なので、「腹を立てる」ことと「歩く」ことを同等に続けることは難しいのです。

つまり、歩きながら悪態をついていけば、怒りもやわらいでくるというわけですね。私もイヤなことがあった日には、怒りながら30分~1時間ほど歩いて不快な感情をおさめてから、いつもどおりの顔で帰宅するようにしています。

大人になるというのは、いろいろな経験を経て、自分なりの「気持ちの整理法」を身につけていくということです。脳のレベルが上がれば、その分処理できるストレスの量は増え、気持ちの整理がうまくなっていくはずです。世の中にはままならないことも多いと知り、それでもうまく折り合いをつけながら心のバランスをとっていく――。お年寄りがだんだん穏やかになっていく理由もそこにあると私は考えています。

第六章　まだまだ脳は鍛えられる。50歳からの「正しい脳磨き」

かつて人生50年といわれた時代は、脳と体が同時にダメになって死んでいきました。

しかし、平均寿命が大幅に延びたことで、脳はダメでも体は元気な〝認知症〟患者が増加しました。近年、報道でも「認知症」について、たびたび取り上げられるようになってきましたよね。

一般的に年をとると、「記憶力、集中力、意欲、実行力、解決力、思考力」に衰えを感じやすいといわれています。が、私はちょっと違うと思います。

ボケるかどうかは、脳の磨き方次第です。**脳は、〝年齢〟よりも〝使い方〟で変わっていくのです。**

脳は40代から成熟していくものだと、繰り返し書いてきましたが、それは人生が成熟していくことと脳の成熟が、リンクしているということ。

長寿社会において50代、60代は、原点に返ってこの先の人生を捉え直す時期です。これから自分は何をするのか？　どう生きたいのか？　――それを考え、今までに得た知識や築いてきた人脈などの〝財産〟を十分に活かして、足りない部分を補いつつ脳を磨き続ければ、いつまでも年齢相当に〝使える脳〟がつくれるはずなのです。

そこで、この章では前述した6つの力（記憶力、集中力、意欲、実行力、解決力、思考力）を高めるための「正しい脳磨き」の方法を、具体的に解説していきます。

どれもお金をかけず、今日からできることばかりです。

最初は意識して行動してみてください。繰り返すうちに、イキイキ脳を保つ「よい習慣」が、あなたに自然に身についているはずです。

①「目をよく動かして、周りの情報をたくさんキャッチする」

私は今までたくさんのボケ症状の患者さんを診てきました。患者さんにはある共通の傾向があります。それは、診察室に入ってきたとき、目をあまり動かさないということです。

普通、誰でも初めての場所に行ったときには、そこがどんなところか把握するため、目をよく動かして、周囲の情報を広くキャッチしようとします。実際には嗅覚や聴覚などのすべての感覚を使って、自分のいる状況を把握しようとするわけです。

その中で、目はちょうどレーダーのような役目。キャッチした情報が脳を活発化させ、次の対応を決めるのに欠かせません。ところが目が動かない人は、当然脳に入る情報も限られ、動きも少なくなります。周りから見ていても、周囲の変化にも気づきにくいのがわかるほどです。要するに、目が動かないこと自体が、脳の活動が停滞していることの表れともいえるのです。

慣れない環境に入ったとき、周りの状況をゆっくり観察する時間は、実は脳にとっても必須な時間です。人は目を動かせない、あるいは目が動かない環境に居させられたら、反応が鈍くなりボケやすくなってしまいます。

年をとって足腰が弱くなると、少しの動きでも疲れやすくなるため、自分の部屋に引きこもりテレビばかり見るようになる人がいますが、これは要注意です。

テレビについて、もう少し深く説明します。

テレビは刺激と情報の宝庫。見ているだけで、どんどん入ってくるさまざまな情報を整理するのに〝脳を使っている〟と思うかもしれません。

でもそれは誤解で、一方的な受け身の状況でしかなく、受け身だけでは脳の活性は低下してしまう。興味のない授業で生徒が眠くなるのと同じ原理です。

脳を活性化するためには、視覚・聴覚だけでなく、実は嗅覚・触覚・味覚といった五感すべてが必要だったのです。五感で得た情報から自分の置かれた状況を正しく判断し、適切な行動に結びつけていく——そういった積極的で能動的な動きが、脳機能を維持するためには不可欠なのです。

私はときに、中国の諺《ことわざ》の話をすることがあります。娘を嫁に出すとき、お母さんが娘に話す諺です。

「お姑さんには3年間何を言われても相手の言うとおりに黙って従っていなさい。そうすれば相手が安心して何も文句を言わなくなる。そしてそのうち相手がボケてくる」

笑い話にしていますが、実はこれは笑えない本当の話。置かれた状況に安心して日々に変化がなくなると、脳は自然に止まってくるのです。みなさん少し考えると、このことの怖さがわかりドキリとするようですね。

同じように、一日中パソコンに向かっている仕事も危ないと思います。これは近年、私が特に問題に思っている環境の1つです。実際に私の外来にも、そういうお仕事をされている人たちが増えてきました。そんな方たちにも私は、「意識して眼球を動かし、周囲に目を向けましょう」とお話しします。

私は毎朝、犬の散歩などでよく歩いていますが、「あ、モクレンの花が咲いたな」「この木はずいぶん大きくなったなぁ」と、日々いろいろな発見をします。天気も自然も、歩いている人も、おのおのの家の状況も毎日違う。昨日と同じ風景はありません。

こうして観察力をつけていくと、「あの人、最近見かけないな」「あの人、いつもとちょっと違うな。どうしたのだろう」と、自分の周りの世界で起こっている小さなことにも気づけるようになります。

ボケ症状の患者さんが治っていくときも同じです。まず目が動くようになり、短い時間でも、周りに起こった変化に気づけるようになってきます。

くれぐれもタコつぼに入っているような、自分のことしか見えない人間にならないでください。心がけて眼球を動かし、よく周りを見て、周りに起こっている変化に少しでも気がつくように努力してください。昨日と同じ風景はあなたの自宅の中にもないのですから。

②「会話のキャッチボールで、脳を活発に働かせる」

脳のアンチエイジングで何より大切なのは、いつまでも社会性を保つこと、平たくいえば人づきあいを保っていくことだと思います。

人間は社会的動物です。家族、友人、関わりあった人との関係をうまく保つことができなければ生きていけません。

高齢者が利用するデイサービスやデイケア施設で行うリハビリ訓練も、いってみれば社会性の基本を維持するためのもの。具体的にはデイケア施設で、何らかの方法を使い一人で歩ける、食事・トイレが一人でできる、他の人と短い時間でも会話ができれば、たとえ孤立した環境に置かれている老人でも、ある程度の脳機能を維持できると証明されています。

少し前に「脳トレ」ブームがありました。ゲームをしたりドリルを解いたり、一人で脳を鍛える方法もありますが、私が一番大切だと思うのは、「人と会って、言葉のキャッチボールをすること」だと思います。

日本人は一人で自分を磨くというのが好きですが、脳は使えることが重要です。その意味で、脳は社会の中で磨くというのが正しい考え方ではないでしょうか。

最近はメールやブログなどの普及で、言いたいことがあるときは書き込んで発信しっぱなしということが多々あります。受け手はそれを自分のタイミングで読めばいいので、話は時間差でつながりますが、お互いの気持ちが通じ合えたかどうかになると疑問が残りますよね。もちろんメールは便利な道具なので、相手にきちんと伝わっているか確認をとっておきたいような事柄（日時、場所、数など）には私も利用しますが、ニュアンスが伝わりにくいようなときには、やっぱり電話が一番。さらに、会って話せば相手の表情などから受け取る情報も増えますので、話がより正確に伝わるはずです。

人と話すのは苦手という人もいると思いますが、言葉を使って〝話す〟ことは脳を活発に使う行動の1つです。

人は自分の理解していない言葉を使うことはできません。ですから、会話で使われる言葉は、自分の扱えるボールにも例えることができます。

人の考えに耳を傾けて、相手の気持ちを理解して、自分の考えを表現する。このような**言葉のキャッチボールこそが、脳を洗練されたものにする ── 脳磨きとなるのです。**

このやりとりは野球のキャッチボールと同じで、続けていないとヘタになります。ですから日頃から心がけて話してください。誰かと映画を観る機会があったら、お互いに感想を話してみましょう。そうすると相手の意見に共感できたり、あるいは注目したところがぜんぜん違っていたりして、さまざまな新しい発見があると思います。そこから、さらに会話が深まっていくことでしょう。

何か問題が起きたときも、人と会って直接話し合うようにすれば、問題の本質が明らかになりやすくなり、きちんと解決の道をみつけていけると思います。

私はボケ症状の患者さんとも、よく会話をしながら診察します。そうすると、こちらの話を聞かずに、ずっと一方通行でしゃべり続ける人もいれば、なかなか言葉が出てこない人もいます。でも会話トレーニングで脳機能が次第に回復してくると、交互に表現力豊かにお話しされるようになってくる、これは脳が健全に活動している状態ということができます。

前出の「目の動き」と、この「会話」を治療の指標にして、それぞれの改善点を申し上げると、患者さんはますますトレーニングへの意欲が出てきます。具体的な指標が見えたことで、自ら脳の使い方を改善していけるようになるわけですね。

ここで私が普段からよく使う、言葉のキャッチボールの応用形を紹介しましょう。

たとえば自分が悩んだり迷っていることがあるとき、私はあえて他人に向かってそのことをしゃべっておきます。つまり、相手にボールを投げておくのです。すると後日、相手から熟成したアイデアをもらえることがあります。3人にボールを投げておくと、3つの違う意見をもらえることもあるくらいです。

もっと悩んだときには、妻にボールを投げてみます。妻といえども他人、しかもものすごく厳しい他人なので、遠慮のない意見がはっきり返ってきます。でも、これはとてもありがたいこと。

誰でも自分だけの考えや思いつくことには限度があります。自分の周りにいる人たちに助けてもらう、こんな言葉のキャッチボールも脳磨きに役立っていくはずです。

③「よく歩いて、脳のすみずみまで血を巡らせる」

歩くことは体にいい、生活習慣病予防にはウォーキングが最適、といわれていますが、脳のアンチエイジングにも効果は抜群です。

なぜ、歩くことは脳にいいのか説明しましょう。

体の各部位を動かすための脳機能担当部位（運動中枢）は、脳の表面中央付近に分布しています。脳の血流は神経細胞の活動に比例して供給されるという原則がありますから、運動中枢を十分に働かせるということは、そこに至る脳の血流を良くすることにつながります。

中でも足を動かすための神経細胞は、頭頂部に近いところにある領域が担《にな》っているので、よく歩いていると血液が脳の一番高いところまで汲みあげられ、結果として脳のすみずみまで血が巡り、脳の活性化に役立つというわけです。
また、歩くことは全身を使う運動ですから、全身の筋肉をバランスよく使う必要があります。このバランスを司っているのも脳。
歩くことは、脳の神経細胞をすみずみまで使い、同時に脳のあらゆる血管に血液を送ることになる、無害な血管拡張剤を使うようなものです。そしてエネルギーが十分に送られますから、眠っていた脳機能も目を覚ましやすくなる。歩くことがどれだけ脳にいいか、おわかりになりましたよね。

私が歩くことを勧める理由は、まだあります。それは、歩くことによって赤信号で止まったり、雑踏の中で人とぶつかりそうになってよけたり、さまざまな刺激を受けて脳のいろいろな部分のスイッチが入っていくこと――これが大事だからです。外に出て歩くことは、体が動くために必要な脳の微細な調節機能を維持したり、改善したりするのにも役立ちます。このような刺激は、部屋でじっと座っていたままでは得られません。

前にも書いたように、私は万歩計を愛用し、一日平均2万歩くらい歩いています。朝の犬の散歩から始まり、クリニックに通うときも、私鉄を使わずJRの乗換駅から20分ほどかけて、ゆっくり歩く。帰りに時間の余裕があるときは、一つ先の駅まで歩いてしまうこともあるほどです。仕事中は動けないので、仕事の合間に歩ける時間をみつけては積極的に歩きます。こうして平均2万回足が動いているということは、当然それだけ頭にも血が巡っていることになります。

猛暑や寒い時期は、無理はしません。途中のコンビニに入って涼んだり、暖をとったりします。私の歩きは、ダイエットのためではなく脳を働かせるためですから、休んでも構わないのです。とにかく歩くことが大事なのです。

仕事中、「考えがまとまらなくなってきた」「効率が落ちてきた」というときも、一度席を離れて少し歩いてくると、気分転換にもなって脳が働きやすくなります。歩いている間に考えもまとまってくるし、感情の整理もできますから一石二鳥です。

とにかく**「歩くこと」は、一番手軽で最も効果的な脳のアンチエイジング法です。**運動不足ぎみの人はもちろん、どなたも心がけて努めて歩くようにしてください。

まずは、毎日、1時間ほど歩く習慣を始めませんか。

④「乗り物に乗って外出する予定を入れる」

ある日90歳を過ぎた女性から、「最近、物忘れが多くなった」と相談を受けました。診てみると、脳の機能には全く問題はありません。

「でも心配なら、定期的に外来に来てください」と伝えて、通ってもらうことにしました。あまり変化のない日常に、決まった外出の予定を入れて、脳を働かせるきっかけにしてほしいと思ったからです。

決められた日時にクリニックに通うとなると、どのような交通機関を使って、どれくらい時間がかかるのか、そのためには何時に家を出ればいいのか、時間を逆算して予定を立てなければいけません。これが脳を鍛えることになるのです。

人は時間の制限がないと、ダラダラとしてしまいがちで、毎朝きちんと同じ時間に起きて出社していた人でも、定年退職した後は一気に時間にルーズになってしまう場合も多いようです。

時間感覚がなくなってきたときは、どこでもいいから乗り物に乗って外出する予定を入れましょう。予定を決めて、その通りに行動することで脳も働き、時間の感覚は戻ってきます。特に朝の起床時間を規則正しくするように努力してください。

⑤「十分な睡眠をとる。特に夜中0時から3時の睡眠は貴重」

◎脳の覚醒度をうまく利用する

脳には覚醒のリズム「サーカディアン・リズム」があることは第二章でふれましたが、ここでもう少し詳しく脳と時間の関係について説明してみましょう。

もともと人間の各細胞には時計遺伝子がついていて、自律的にリズムを刻んでいます。体内時計と呼ばれるもので、設定は一日25時間。そうです、実際の時間より約1時間長いんですね。この帳尻を合わせるのが朝日であり、朝食なのです。起きて太陽光を浴び、朝食を摂《と》ると、この時計はそこでリセットされるというわけです。

サーカディアン・リズムでは、人間は起床から約15～16時間で眠くなるようになっています。メラトニンというホルモンが溜まって、それが効いてくると眠くなるという仕組みなので、朝6時に起きる小学生が、夜9時に寝るというのは、とても理に適った理想的な生活ということになります。このように脳の覚醒のリズムに沿った時間の使い方が、最も脳に疲労が溜まりにくい生活リズムなのです。

大人になると生活リズムも乱れがちですが、実はこのサーカディアン・リズムに逆らった生活を続けるのは、なかなか難しいこと。なぜなら人の脳は、寝ないで働き続けられるようにはできていないからです。睡眠をとらずに冴えた脳を維持するのは理論的にも無理な話。パイロットも、2日間で8時間しか睡眠をとっていない人は乗務できない決まりになっていると聞きます。十分に睡眠をとらずに運転を続けていた夜行バスの運転手が大きな事故を起こしてしまったことも記憶に新しいところですね。

要するに、人間は「時」に逆らっては頭の機能を保つことができないのです。

◎寝ている間に脳がしていること

睡眠時間とともに気をつけたいのが就寝時間です。なるべく午前0時より前に就寝するようにしましょう。

特に夜の0時から3時までの時間帯には、床についているのが理想です。この時間帯には成長ホルモンの働きで、脳、そして体のメンテナンス作業が行われるからです。

これを妨害すると、脳も体も上手く修復ができません。

睡眠が足りなくて脳が冴えていないとき、脳が過労状態のときには、注意力が低下して反応が遅くなったり間違いが多くなったりします。あるいは何かに執着して頭を切り換えられなくなったり、逆に周囲のことに関心がいかなくなることもあります。

無気力、居眠り、物忘れ、決断力の低下、会話の減少などを感じたら、やはり寝なければいけません。一日の中で働ける時間は思いのほか短いのです。ですから、その貴重な時間をフル活用して働くためには、寝る時間をきちんととることが欠かせないのです。

脳には、寝なければいけないもう一つの重要な理由があります。

寝ている間に脳がしていること、それが**一日に取り入れた情報の整理です。**

睡眠中、脳の中では自分にとって興味のないことはフィルターを抜けていき、大切なものだけを残そうとします。

夜、考えがまとまらないまま仕事を途中で切り上げて寝てしまったのに、なぜか朝、アイデアが浮かんだり考えがまとまっている、そんな経験をしたことはありませんか。寝ているときには新しい情報が入ってこないために、一時的に保存していた記憶の定着や思考の整理は、起きている間よりも進みやすいのです。

しかもノンレム睡眠と呼ばれる深い睡眠中は大脳も休んでいるので、起きたときは疲労も回復されています。だから夜、眠気と闘いながら考え続けるよりも、資料に目を通して問題点をざっと考えたら寝てしまい、翌朝起きてから考えをまとめるほうが合理的でアイデアも浮かびやすいというわけです。睡眠中の脳のこの〝整理力〟を利用しない手はありません。

夜、仕事中にどうしても眠たくなってきたら、それは脳にこれ以上情報が入らない状態で、整理が必要だという脳からのサインです。だらだら起きていても仕事や学習の効率は上がりません。仕事は途中でも切り上げ、明日に回しましょう。

私の場合、特に疲れた日は0時を待たずに早く寝てしまいます。夜9時に床に就くこともあるくらいです。本当に冴えているときは、夜遅くでも起きて仕事ができますから、そんなときは仕事を続ければいいのです。

◎睡眠時間は2日単位で調整を

もう一つ大切なのが、睡眠時間は2日単位で考えるということです。

たとえば今日、睡眠時間が少ししかとれない場合は、翌日多めに寝て帳尻を合わせ、「休め！」という時間をとっていく。まとめて寝ることができない場合も、とりあえず横になって体を休ませるだけでもいいのです。

若い頃は、短い睡眠時間で連日無理をしても数日後にカバーすれば体は回復しましたが、50代以降になるとそうはいきません。いい仕事をしようと思うときりがないですが、そこで欲張りすぎると体のどこかが壊れてしまいます。

3日間徹夜して、疲労をとるのに3日間ダラダラしていたら、かえって効率が落ちます。

本当はそういうことはやめて、夜は早めに寝たほうがいいんです。最低でも6時間は寝たいものです。

やむをえず無理をしたときには、2日単位で早めに手当てすれば、365日働けます。長い目で見れば365日50年間、脳を活用できた人が最後には勝ちます。

最近いろいろな職場で水曜日にノー残業デーというのが増えていますが、これは2日働いて3日目はゆっくりしましょうという表れではないでしょうか。疲労を蓄積させないという考え方自体は、脳にとってとてもいいことです。ぜひ浸透してほしいものです。

⑥「生活のリズムを安定させる」

一日の生活リズムが安定していると、脳も体も動きやすくなります。

とても単純で簡単な習慣なのですが、実はこんなにいいことはなく、本当に「シンプル・

イズ・ベスト」なのです。

ですから、不規則な生活が板についてしまっている患者さんの場合、私の外来では週に何度か教育的な目的で、朝早い時間に病院に来ていただくようにしています。「何時に起きてください」とお伝えするだけでは、ほとんどの場合実行できないからです。

人間は、会社なり学校なりどこかで自分以外の誰かに〝動かされている環境〟を持っていなければいけません。

何も強制されていない環境に置かれると、いつの間にか、脳のより原始的な機能である感情系の要求に従って動くようになってしまいます。その結果、生活リズムを失い、面倒なことを避けるようになり、感情系の快ばかり求める生活となります。

この点に関しては「その気になれば大丈夫」と考えてはいけません。脳は基本的にラクをしようとする。これは私が専門医として確信している、脳の基本的な性質です。だから生活のリズムを安定させるためにも、特に会社や学校に属していない方は、どこかに通う習慣を持ったほうが、脳にも体にもいいのです。

⑦「移動するときは、最短コースをみつける習慣をつける」

外出をするときは、行き当たりばったりで交通機関を利用するのではなく、前もって路線図を見たりネットを使ったりして最短コースをみつけておきましょう。これが意外に頭の体操になるのです。こうしてタイムスケジュールを組むことで一日の時間を有効に使えますし、身体的疲労も少なく、さらに心に余裕を持って行動できます。

90歳を過ぎた女性がクリニックに来たとき、こんな話をしてくれました。

「娘と出かけたら、私、頭がおかしくなりましたよ」

目的の用事が終わったあと、娘さんに「あそこにも行きましょう」「もう1ヵ所、行きましょう」と、3ヵ所つきあわされたというのです。予定外の行動を2つも重ねる、こんなことをしたら脳がおかしくもなります。体力十分な若い人なら平気ですが、疲労からの回復が遅い高齢者に〝想定外〟を2つ以上、作ってはいけません。

きちんと機械を動かすためには、順番通りに準備をする必要があります。そうすれば壊れずに長持ちします。高齢者の脳も同じで、予想外のことが起きないように予定を立てて、余裕を持って行動することが脳をラクに働かせるコツです。急に思いついて回転数を上げて、無理して長く動き続けてしまうと、ときには故障したり壊れたりしてしまうことがあるので気をつけてください。

何事も事故を起こさないようにするためには、事前準備、実際の行動、事後の整理、この3手順が必要です。脳も体も長く元気を保つには、この3原則をぜひ守ってください。

⑧「毎晩寝る前に、翌日の予定を3つ書き出してみる」

私自身、翌日の大事な予定は忘れないよう、寝る前に整理しておくことを習慣にしています。どのようにしているかというと、雑記帳を用意して、予定を3つ書き出すのです。

「税務署」「紹介状」「○○さんと会う」といった具合に。

それ以上多くなるとインパクトが弱くなり、記憶に残りにくくなってしまうので、細かい予定は書かずに3つにおさめるのがポイントです。

こうしておくと翌日の焦点が確認できるため、大きなミスを避けることができます。そして翌朝、このメモを見直して確認し、書き出した項目は、終了・解決した時点で1つずつ消していき、やり残しがないようにしていきます。


この方法は、現役で仕事をしている人はもちろん、退職した人や主婦にもおすすめします。年をとると記憶力の衰えが気になるものですが、毎日こうして翌日の予定を思い浮かべて3つに絞り込む作業は、脳の機能維持に役立つからです。

それでも、この3つのうち1つでも忘れてしまったり、何か問題が起こったりしたときには、機能回復訓練が必要です。3ヵ月程度でいいですから、新聞のコラムを大きい声を出して読み、その中に出てきたキーワードを1分間に10個思い出すトレーニングを始めてください。「思い出す」という脳の出力機能の維持には、特に気を配り、思い出しにくくなってきたなと感じたときには機能を回復させる努力を続けることが大事なのです。

⑨「朝起きたら、脳のウォーミングアップから始める」

人間は太陽の光が体内時計を整える1つの手がかりとなっています。習慣的に、朝一定の時間に起きて太陽の光を浴びれば、ともかく脳はきちんと活動モードに切り替わります。

しかしそれだけでは、まだ脳を十分に目覚めさせたとは言えません。あなたが受験生のとき、「脳は活発に動き始めるまでに2時間はかかるから、試験の2時間前には起きていなければいけない」という話を聞いたことがありませんか？　せっかく起きても、起きてからも寝ているのと同じような過ごし方をしていたのでは、脳がハッキリ目覚めるというわけにはいきません。

覚えておいてください。**脳も、体と同じように準備体操が必要なのです。**

スポーツでも練習のとき、いきなりシュート練習や高度な連係プレイから始める人は珍しいと思いますが、脳も同じで、ウォーミングアップはできるだけ簡単で大雑把なことから始めるほうがいいのです。単純な計算や新聞のコラムの書き写しといったことでも悪くありませんが、足・手・口を意識して動かすほうがより効果的でしょう。

足・手・口を動かすというのは、大まかなくくりで言えば、脳の「運動系」と呼ばれる機能を使うことです。

活性化させたいのは「思考系」なのに、なぜ運動系の機能を使うのか。それには理由があります。この点について、多くの現代人が脳に関して誤解していると思うので、ちょっと説明させてください。

人間の脳は、思考系がそれだけで存在しているわけではありません。人間に至る生物の進化の過程や、赤ちゃんが人間らしい高度な思考力を獲得していく過程を考えればわかるように、思考系ができる前に感情系や運動系などの機能ができます。

人間は、しっかりと二足歩行ができるようになり、手を自由に操れるようになり、口を使って言葉を話すことができるようになって初めて、高度な思考力を発揮させることができたわけです。要するに、その日の思考系を活性化させるためには、前段階である手・足・口など運動系の機能を十分に動かすことから始めるのが正解なのです。

昔のパソコンは、一つ一つ基本ソフトを立ち上げなければ動きませんでした。人の脳も同じ。きちんと基本機能を動かし、続いて応用機能を動かさなければいけません。

出社ギリギリの時間に起き、10分も歩かずに電車に乗って会社に向かい、パソコンの前に座って仕事をするという人は、基本機能が立ち上がっていない可能性があります。少し早めに起きて次のうちどれか2つを実行してみてください。特に午前中、脳の働きやすさがまるで違ってスムーズに感じられるはずです。

・散歩などの軽い運動
・部屋の簡単な片付け
・朝食づくり、お弁当づくり（料理）
・草花への水やり（ガーデニング）
・音読（できれば10分以上）
・挨拶＋一言

私の場合、朝、病院のスタッフと挨拶をかわすときも「おはようございます」のあとに一言二言付け加えています。話題はその日の天候、仕事上の連絡事項、前日のスポーツニュースなど、何でもいいのです。前頭葉を使って難しくない言葉を組み立てて、口を動かし、相手の言葉に耳を傾け情報を得ることが、脳のいいウォーミングアップになることでしょう。

前記の脳のウォーミングアップ法は、お昼休み明けにも有効です。食事をした後は血液が胃の周辺に集まりやすくなっているので、脳の機能がどうしても落ちやすくなります。そのため、仕事などで難しい問題に向かおうとしてもなかなか集中できず、時間ばかりかかってしまうことも多いと思います。そういうときも、少し散歩をしてみてください。全く効率が変わりますから。〝腹ごなし〟運動というのは、脳に血液を巡らせるための運動ともなります。机の片付けや簡単なミーティングから午後の仕事を始めるのもいいことですね。

⑩「時間の制約を設けて、自分の脳の回転数を上げる手法を身につける」

よく間違えられるのですが、脳の基本回転数は自分で「上げよう」と思ったときに、いつでもすぐに上げられるものではありません。それではどのようにしたら上げることができるのでしょうか？

最も有効な方法が、「これだけの仕事を何時までに終わらせよう」と時間制限を与えることなのです。

たとえば大事な試験を受けたときを思い出してみてください。90分なら90分という時間の制約が先に与えられているから、その時間内にあれだけの問題が解けるのです。時間の制約をなくしても同じ速さで問題が解けるかといえば、そうはいかないでしょう。途中で何度も飽き飽きしながら、ヘタをすると一日近くかかってしまうかもしれません。

つまり脳の基本回転数を上げるには、時間の制約が必要ということなのです。

一度脳の基本回転数をいつもの程度まで上げてしまうと、その状態はしばらく続きます。

短時間で集中して仕事を終わらせたあと、ついでにほかの仕事まで勢いよく片付けてしまったことはありませんか?

いったん基本回転数が上がった脳は、仕事が片付いたからといってすぐに回転数を落とすことはできません。回転数が自然に下がってくるまで、何かほかの作業をしたり、人と話を続けてしまったりするものなのです。

よく〝仕事は忙しい人に頼め〟と言いますが、その理由もよくわかります。なぜなら、忙しい人は脳の回転数がいつも高く維持されているので、多少仕事が増えても、回転数の維持されている時期ならば、無理なくできてしまうからです。

回転数の重要さ、わかっていただけましたか?

ですから、仕事に取りかかるときは、まず脳に準備運動をさせて、次に時間の制約を意識しながら脳の回転数を上げていくのが理想なのです。

ちなみに高い集中力で仕事に向かえるのは、長くても2時間が限度だと思ってください。

こうして時間の制約がある「試験を受けている状態」が終わったら、すぐに休むのではなく、基本回転数が上がっている状態を利用して、それまでやっていた作業を見直して効率を上げるための改善を加えたり、面倒な雑用を片付けたりするのがいいでしょう。

休憩して脳に休養を与えたら、再びウォーミングアップから始める→時間制限を設けて試験を受けている状態をつくる→基本回転数が落ちるまで雑事をする……これを繰り返すのが脳の上手な使い方です。

仕事がよくできる人たちは、そういうリズムを持っているか、あるいは会社や上司がそういう働かせ方をしていると、私は思います。

⑪「お手本は小学生の生活習慣。脳の健康が第一」

脳の健康を守るということは、体の健康を守ることにも直結しています。心臓病や高血圧、糖尿病など脳に大きなダメージを与える病気を予防することも大切なことなのです。

ここでは、健康管理の世界でバイブルのように考えられている「ブレスローの7つの健康習慣」を紹介しましょう。

米国カリフォルニア大学ロサンゼルス校のレスター・ブレスロー教授が20年にわたってカリフォルニア州に住む6928人の生活習慣を調査・分析した研究成果で、これらの7つの習慣を守っている人ほど寿命が長いことを明らかにしたものです。

ブレスロー博士自身この生活習慣を守り、95歳まで論文を書き活躍、2012年に97歳で亡くなる直前までボケずに元気で過ごしたといいますから、説得力があります。加齢には逆らえませんが、毎日の生活習慣をよりよく保つことで体と脳の機能を適切に維持できることを、博士は自身の人生で証明していたと思います。

「ブレスローの7つの健康習慣」は、40年以上も前に発表されたものですから時代とともに表現方法は変わってきていますが、内容は現在も十分通用するものです。

その7つというのは――。

① 適正な睡眠時間をとる。

② 喫煙をしない。

③　適正体重を維持する。
④　過度の飲酒をしない。
⑤　定期的な運動を行う。
⑥　朝食を毎日食べる。
⑦　間食をしない。

驚きましたか？　そうなんです、どれも簡単なことです。喫煙や飲酒はともかく、まるで小学生向け生活指導のようです。これができているから子供は元気なのです。でも大人になると、なかなか守れなくなっているのではないでしょうか。

研究では、55歳男性で6項目以上遵守している人は、その後の余命が平均25年あるのに対し、3項目以下の人は13・8年と、明らかに差がつきました。45歳で6項目遵守者は33年、3項目以下では21年の平均余命しかない結果になったということです。

つまり、この結果は、正しい習慣を身につけるには早ければ早いほどよく、健康で長生きできることを意味しています。

基本的に〝いい仕事〟ができる人は、生活面もきちんとしています。イチロー選手の規則正しい生活ルールは有名ですが、そうやって自分を律することで、野球選手として大記録を残せているのでしょう。

イチロー選手の例もある通り、「人としての格が上にいくほど清浄になる」というのが私の持論です。生活を清浄に保てる人は、自分の体も清浄に保つことができるのです。

誰でも35歳からは筋肉が痩せて頑張りがきかなくなってくるものですが、年齢を重ねてもきちんとして見える人というのは、体の管理ができている人。老化というと水道管が古くなって詰まり、破裂するようなイメージがあるかもしれませんが、古いけれども現役で走っているヨーロッパの高級車のように、きちんと管理された老化というのもあるのです。

50代、60代、70代を過ぎたら、とにかく病気をしないことが肝心です。過度の疲労や食べ過ぎに気をつけましょう。病気をすると、足が「止まって」しまいます。足が動かなかったら脳は動きません。人は、頭だけ冴えているということはないのですから。

⑫「あまり人と話さなかった日は、声に出して新聞や本を読んでみる」

あなたは自分がふだん使っていない言葉を聞いたとき、瞬時に判断できないことが増えていませんか。言語能力の低下は、思考能力の低下に結びつきます。

そこで、物忘れを訴えて外来に来る患者さんに勧めているのが、新聞の書き写しとそれを音読してもらうことです。記事を書き写すことで、昔覚えた文字を復習してもらい、視覚情報として脳に入力する。さらに音読することで、脳に言葉の聴覚的な記憶をつくってもらうのです。私もときどきニューヨーク・タイムズの記事を書き写して音読することで、英語の勉強を続けています。

人と話をするとき、脳は自然に情報整理をしています。会話がない、しゃべらないということは、この機能を使っていないということですから、人とあまり話さなかった日は、せめて新聞や本を音読して声を出しておいてください。

人との会話が減ると、いざ話そうとするときに言葉が出にくくなります。そんなとき、音読を習慣にすると声を出す練習にもなります。声、喉、舌を鍛えて、スムーズに声を出せる状態にしておきましょう。

⑬「脳磨きが〝女磨き〟〝人間磨き〟につながる」

40代以降の脳は、これまで積み重ねてきた経験や知識を連動させて、思考系のシステム全体を上手に操れるようになります。新しいことを始めるのはもちろんですが、それまでの経験や知識を〝究める〟〝深める〟ことで、新たな発見があるはずです。同じことの繰り返しに満足せずに、好奇心を持ち続けること。脳は、そうやって使えば使うほど、いくつになっても機能が開発され、成長を続けます。脳のバージョンアップを続けることが〝脳磨き〟になり、〝人間磨き〟に。女性であれば〝女磨き〟につながるのです。

といっても大切なのは、健やかな脳を保つ土台です。きちんと食べてよく眠り、適度な運動をするといった規則正しい生活が、健康維持のためだけではなく、脳の血流をよくするためにも必要です。同時に片付けや家事など、体を動かしながら思考の整理ができる脳の準備運動も行ってください。

この土台が整ったうえではじめて、他者との「コミュニケーションを通して社会と接する」ことができます。

そして最後に、「新しい経験や学びの感動に出合える」ということになります。魅力的に年を重ねていくためには、絶えず脳のバージョンアップを繰り返していくことが大切ですが、その際にも健康な脳、体という土台づくりが欠かせないのです。

ここから続いて細かく、「大人の女の脳磨き」のアイデアをいくつか紹介します。基本は「自分にとって気持ちのいいことを見つけること」。気持ちのよさが脳を刺激し、若々しくキレイな女性へと導いてくれるはずです。男の方も参考に、できそうなことは取り入れて、より豊かな毎日を手に入れてください。

⑭「肌触りのよい寝間着や寝具を選ぶ」

脳の機能を最大限に引き出すためには、質の高い睡眠が欠かせません。特に脳を修復する成長ホルモンが分泌するのは午前0時から3時と言われています。できればこの時間までにはベッドに入って、よい睡眠を得たいもの。そこで毎晩眠りにつくのが楽しくなるように、パジャマや寝具を替えてみるのもいいでしょう。

このほかにも寝る前にぬるめのお湯でリラックスする、ハーブティーでリラックスする、ホットミルクで空腹をやわらげる、音楽や環境ビデオでリラックスする、部屋の照明を控えめにする――などの方法もおすすめです。

⑮「行ったことのない場所を旅する」

旅は最高の感性の刺激です。未知の土地を訪れる旅はもちろん、逆に〝通〟になるほど同じ土地に通いつめるのも大人ならではの挑戦です。

まずは旅の計画を立てるときのワクワク感から楽しみましょう。

⑯「サークルに入って、人前で発表する」

せっかく脳に入力した情報も、入れただけでは身につきません。出力して初めて自分のものになっていくのです。

歌うことが好きなら合唱サークルに、踊ることが好きならダンスサークルに入って、周りの人たちとコミュニケーションをとりながら発表会に出るなど、大きな目標に向かって努力してみてはどうでしょうか。練習の過程はもちろん、大舞台を経験することは、脳の活性化につながります。

⑰「部屋の模様替えをする」

片付けを通して脳の中も整理されます。日頃のデスクまわりの片付けはもちろんですが、ときには大胆な部屋の模様替えをしてみてください。

いるもの、いらないものを判断し、体を動かして気持ちのいい部屋をつくっていく作業では、脳もフル稼働。スッキリ片付いた部屋は、脳に「快」を与えてくれます。

⑱「物事を記憶するときは、人に説明するつもりで覚える」

記憶力を強化させるためには、感情をうまく使うことがポイントです。誰でも、興味のあることはすぐに覚えられますが、興味の持てないことはなかなか頭に入らないものです。そんなときには「これは、いずれきっと自分のためになる」と思って、読み返したり記憶し直したりしてみてください。この心がけひとつで、同じ情報も記憶の定着率が違ってきます。

また仕事や趣味で、せっかく人から手ほどきを受けてもなかなか覚えられず、すぐに忘れてしまうことはありませんか。そんなときは、「この次はこれを自分が人に教える」つもりで覚えるといいのです。

習ったことは一度口に出して復習する。頭の中で順番どおりにシミュレーションしてみる。あるいは実際に、全く知識のない友人にもわかるように、自分の言葉で教えてみる。そうすると脳に情報がきちんと入力されたかどうかが確認できます。

「インプット（入力）↓アウトプット（出力）」を繰り返す習慣で、記憶力は高められるのです。

⑲「新しい勉強に挑戦する」

規則正しい生活のリズムをつくることが脳によいことは、繰り返し説明してきました。この「変わらない部分」をきちんと持っている人は感情が安定しやすく、大きな変化にも対応しやすいものです。

けれども「変わらない部分」だけでは、柔軟性のない頑固な人になっていってしまうことがあります。なぜなら脳には「状況依存性」と言って「現状に甘えていたい」という性質があるために、今の生活スタイルに特に不都合がなければ、なかなか新しいことを始める気持ちになりにくいところがあるからです。

脳のためによいのは、「変わらない部分」と「自分で変えていく部分」の両方をバランスよく持つことです。

「変わらない部分」を持ちつつ、自分にとって未経験なことを体験していく機会が多い人の脳ほど、柔軟でタフになっていく。たとえどんな状況に置かれても、何とかしようとする強い人になっていけることでしょう。

新しい勉強を始めたり、フィールドを広げて新しい知り合いを増やしたり。それまでに身につけたことだけで満足してしまわず、専門以外の本を読んで、大学で講義を聴講するのもいいでしょう。英語の勉強をするなら検定試験を受けるなど、具体的に評価されるものに挑戦していくと、知識の蓄積がさらに明快になります。

脳のバージョンアップには年齢制限がありません。いくつになっても脳磨きを続け、挑戦する気持ちを失わない人は魅力的です。

⑳「自分ができる〝仕事〟をみつける」

脳も体も元気でいるためには、「いくつになっても自分のできる〝仕事〟をみつけて、すすんでやりましょう」と私は勧めています。単にお金を稼ぐための〝仕事〟というより、社会に対する〝おつとめ〟といったほうがいいかもしれません。

「この年で仕事なんてあるわけない」と諦める前に、仕事を自分でみつけて活躍している高齢者が大勢いることを知ってほしいと思います。

たとえば先日私が障害者スポーツ大会に救護員として参加したとき、手話を使って大会の運営を手伝っていた女性は、みなさん年配のかたばかりでした。聴けば、かつてご主人の仕事の都合で海外駐在していたという一人の女性は、子供の手も離れ、今度は人の役に立つ技術を身につけたいと思って、そこから手話の勉強を始めたのだとか。

手話の技術が深まるにつれ、新しい人脈も広がって仕事につながり、その日もスポーツ大会の手話通訳ボランティアとして活躍していたのです。専業主婦のかたもいらっしゃいましたが、人生経験が人柄に表れ、若い人にはできない仕事ぶりが印象的でした。

仕事をしている限り、脳も動く。脳は使っていれば、長く使えます。人生80年の時代、私が二毛作、三毛作の人生を勧める理由はそこにあります。


少し寄り道して、私の好きな歴史上の人物の話をしましょう。

一人はイタリアのオペラ作曲家・ロッシーニです。

『セビリアの理髪師』などで有名なあのロッシーニが、大作『ウィリアム・テル』の発表を最後に、わずか37歳でオペラの作曲を辞めていたのはご存じでしたか。

美食家で料理好きだった彼はその後、44歳で料理の世界に転身。レストラン経営にも乗り出します。彼が生んだ創作料理も多く、現代でも、彼が好きだったフォアグラやトリュフを使った料理に、「牛ヒレ肉のロッシーニ風」「卵のフォアグラ添え　ロッシーニ風」という具合に彼の名が残っているほどです。人生二毛作の典型的な例ですね。

日本人で思い浮かぶのが、江戸中期の測量家・伊能忠敬《いのうただたか》です。18歳で千葉県佐原の酒造家の婿養子に入った彼は仕事に励み、傾きかけていた家業を立て直して50歳で家督を息子に譲って隠居しました。

ここからが彼のすごいところ。人生50年と言われていたこの時代に、なんと隠居後に江戸に出て天文学を学び始めます。そして学問で得た知識を活かして蝦夷《えぞ》地の測量にとりかかり、その後全国の測量へと旅立ちます。55歳から17年かけて全国を歩き回って測量を続けました。彼の没後、弟子たちが完成させた『大日本沿海輿地《よち》全図』の正確さは、後世の人たちを驚嘆させたほどだったそうです。こちらも「二毛作人生」のお手本にしたい話ですね。

少し前と違って今は、定年になったら「仕事はない」という時代ではなく、70歳でも80歳でもその年に合った仕事を生み出していける自由度があります。

人間は動物の中で一番遅く成熟する生き物なのに、早くに仕事を辞めてしまうのは、実にもったいない。社会も、長く生きた人を、より長く上手に使うべきなのです。

長寿社会の今、脳磨きのためにも、二毛作どころか三毛作で花を咲かせるつもりで、社会と関わり続けなければ損だと私は思っています。

第七章　〝家族〟がボケたときの処方箋

娘は、一人暮らしの母親のボケに気付きにくい

最後になりますが、この先みなさんの周りや家族にボケ症状の方が出たとき、何に気をつけていただきたいかを書いておきます。

現在では、親の住む地元を離れて都会で暮らしている人も多いことでしょう。親のボケ症状は早期発見が大切ですが、ふだん離れて暮らしていると、ボケの前兆にも気がつきにくいものです。

特に問題なのが、一人暮らしをしている〝母親〟と離れて暮らす〝娘〟との関係。娘さんは、「母には、一人暮らしが無理になったら連絡してちょうだいと言ってます」と言いますが、そううまくはいきません。一般的に、母と娘の間で母親は絶対的な存在。母親は娘の前ではきちんとしようとするし、娘も家事をてきぱきとこなしていた頃の母親の姿が頭にあるので、現実の母親を見ているようで見ていないことが多いのです。

電話をしたり久しぶりに会ったときに母親の言動が「ちょっとおかしいな」と感じても、「一人暮らしで人とあまり話をしていないのだからしかたがない」などと自分を納得させて小さな変化も見逃してしまったり……。

私のクリニックにも、「一応、用心のために」と母親を連れて診察にくる娘さんが増えていますが、その時点で娘さんの思っている以上に母親の脳機能は落ちていることが多く、「このままではお母さん、事件を起こしますよ」と、治療を急ぐこともあるくらいです。鍋を焦がしたり火事を出してしまってからでは手遅れですから。

でも想像してみてください。料理しても食べさせる家族がいなければ作りがいもありません。脳に刺激を与えてくれる家族もいない、会話もない、年とともに体力や気力も落ちてきたとなると、脳の機能が低下していくのも無理はありません。本書でも脳にはさまざまな変化を与えることが大事だと繰り返し書いてきました。しかし、その重要性を知らなかった場合、しかも、高齢者で刺激の少ない一人暮らしをされているかたでは、限界があります。

両親がそろっている場合もそうですが、連れ合いに先立たれて一人暮らしをしている親は特に孤立させないよう、電話をかけたり、会ったときにはゆっくり話を聞いてあげるなど、できるだけ脳に刺激を与える機会をつくるよう気をつけてあげてください。そして冷静に現実を見て、手遅れになる前にボケ症状に気づいてあげたいものです。

ボケは、夫婦間や親子間で連鎖することがある

もし家族の誰かがボケてしまったとき、みなさんにぜひ注意していただきたいのが、「ボケ連鎖」です。

私が「ボケ連鎖」という造語を発表したのは、今から10年以上も前のこと。脳の病気や高齢などでボケてしまった患者さんと毎日生活しているうちに、夫婦間、親子間でボケが連鎖するというショッキングな症例が目立つようになってきた時期でした。そして今も、その危険性はますます増えています。

ある父親と息子の実例です。

元コンピューター・プログラマーの息子さんは29歳でした。両親と姉の4人家族でしたが、母親が亡くなり、姉が結婚して家を出、息子も一人暮らしを始めたため、実家では父親が一人で暮らしていました。

ところが父親が糖尿病になり、脳梗塞を起こして倒れてしまったのです。幸い一命はとりとめたものの、言葉を話すことができない「失語症」になってしまいました。椅子を見ても

「イス」という単語が出てこない。「イヌ」という言葉は知っていても実物とは結びつかない。加えて右手右足の自由もきかなくなる障害も残りました。

懸命なリハビリの結果、1年半ほどでかなり回復しましたが、日常生活のすべてに介助が必要な状態となってしまいました。

ここで介護を買って出たのが息子さんでした。というのも、彼にとって父親は、特別な存在だったのです。中学時代、学校でひどいいじめを受けていた彼の話を聞いて、崩れそうな心を支えてくれたのが父親でした。そこで「今度は自分が父親を助けたい」と会社を辞め、実家に戻って介護一辺倒の生活に入ったのです。

しかし、介護向けに家を改造することもなく、大柄で体重も重い父親を抱き起こしたり、お風呂に入れたり、素人が一人でみるには明らかにオーバーワークの状態でした。

私の診察室を訪れたときの彼は、反射的に切迫した目つきとなりやすく、こちらの質問に答えるときもちょっとしたことに興奮しやすく、どんどん声も大きくなっていきました。もう自分では感情のコントロールができなくなってきていたのです。以前は身なりも気にしていたようですが、服装への関心も全くなくなってゆき、心配したお姉さんが介護のことに少しでも口を挟もうものなら、「姉さんに何がわかる!」と激しく怒ったそうです。

父と息子、二人は外の世界との交流を避けているうちに、父親は回復不可能な痴呆状態になってしまいました。現在のようなデイサービスを受け、きちんとリハビリしていればボケですんだかもしれません。そして、介護に熱中していた息子さん自身が、「よく物忘れをする」「繰り返し同じことを言う」などのボケの症状を呈するようになってしまったのです。

介護中心の閉塞感がボケを招く

このボケ連鎖の仕組みは、医学的に完全に説明ができるわけではありませんが、最大の原因は「認知症の人を介護する」という閉ざされた環境に、長く置かれるためだろうと推測できます。

ふつうに社会生活を送っている大人は、仕事や家事、育児、趣味のほか、友達との会話や近所づきあいなどがあり、実に多彩な生活をしています。けれども認知症の人の介護が中心になると、とたんに自由が利かない環境になってしまいます。介護が重い比重を占め、なかなか自分の時間が持てなくなってしまう。これは介護する人の脳にとって良くない環境と言っていいでしょう。脳は環境の賜物です。ですから、悪い環境にいると、その実力は必然的に低下してしまいます。

親子の血縁関係で見られる縦連鎖の場合でも、夫婦のような配偶者間で見られる横連鎖の場合でも、介護する人自身が「大変な人生の主人公」となり、自分をきちんと客観視できなくなってしまう——。

介護保険制度が充実してきた現在となっては、介護者本人も周りの人も、ボケた患者さんの介護に大きく関わっていることを、ことさら美談にするのは間違いではないかと思います。基本的に大きなストレスを抱える環境の中では、脳の機能は衰えやすく、結果的に自らのボケ症状につながりやすいということをよく覚えておいてください。

どうしてもドライな関係になれないのは縦連鎖（親子間）のほうですが、横連鎖（夫婦間）も少ないとは言い切れません。会社人間だった男性が、認知症になった妻の介護をするとき、「これまで家庭のことをすべて妻に押し付けてきた罪ほろぼしに、つきっきりで介護をする」という人もけっこういますが、このような考え方をする人についてもボケ連鎖を起こしやすい傾向にあると言えますので、ぜひ気をつけてください。

家族がボケ改善の邪魔になるとき

そしてもう一つ。

身内にボケの症状が出始めたとき、よかれと思って家族がそばについていることが、かえって本人の邪魔をしていることがあります。

それはまるで、できない学生についてくる親のような存在で、本人一人なら頑張って考えるのに、親がついているがために自分で考えることができず、親の顔色ばかり見るようになってしまうのと同じです。実際に、ボケている母を娘が病院に連れて来ると、母親は必ず娘のほうを見て頼ろうとしています。

このようなとき、私は介護者が過剰に関わるよりも、「本人が一人で歩けて、一人でご飯が食べられて、一人でトイレに行けるようであれば、もう家族はついてこなくていい」とお話しします。

これは脳としては、かなりのことができている状態です。歩けないとかトイレに行けないときにはちょっと難しいので介助が必要ですが、ここまでできれば大丈夫です。

もしも身内の誰かが、言葉が出てこない、話がまとまらないというようなときは、よく話しかけながら（あるいは電話をかけて）３ヵ月間、様子を見てください。それで症状が落ち着けばいいでしょう。３ヵ月待っても、急激に脳の機能が低下することはありませんから、あわてる必要はありません。

本人が他人と接する機会が少ない場合は、ショートステイやデイサービスを利用するなど、安心感のもてる〝他人と居る世界〟を用意してあげれば、それで十分。他人の中で自分がパフォーマンスしなければならない世界をつくればいいのです。

ボケ連鎖のボケは改善可能

家族に介護が必要となったとき、介護者がボケ連鎖にならないための注意点を記しておきましょう。

連鎖するボケ症状は、ほとんど認知症の人の症状と同じです。電気の消し忘れ。カギの閉め忘れ。今日の日付が出てこない。大事な用事をすっかり忘れてしまう。「財布が見当たらない。盗まれた」と言い始めることもあります。

現在、認知症の人を抱えている家族もたくさんあり、介護で大変つらい思いをされている方も少なくありません。けれども現実に生きている自分自身をもう少し大切にしてあげてもいいのではないでしょうか。

自分自身でボケ連鎖の危険を感じたり、介護している家族の異常に周りが気づいた時には、プロの手を借りるなどの対策をとって、ご本人は介護を休んだほうがいいのです。

時間を区切って意識を切り替え、プールに行ったり、観劇に行ったり、ボランティア活動に参加したり、習い事に出かけたり……介護者が自分の脳にとって〝いい環境〟をキープするための工夫が大切です。そして自分の脳に刺激を与え続けることを忘れないでほしいと思います。

ずっと自分の脳を閉鎖環境に置いたまま、刺激を与えずに放ったらかしにして、急に使おうと思っても、それは無理な話。脳は日常的に使い続けていないとサビついてしまいます。

ボケ連鎖によるボケの場合、介護している人の脳は壊れていません。またウイルスのように感染しているわけではありません。そのため、その人の環境を変えることができれば、連鎖を防いだり、脳機能を改善していくことは可能なのです。

介護する生活に逃げ込んではいけない

確かに家族の介護に努める気持ちは尊いものですが、中には社会との関わりを極端に絶ってしまう人がいるので注意が必要です。

「人さまにボケた親を見られたくない」「不幸を背負った自分を見られたくない」……。これまで〝幸福〟を自分の内側ではなく、家族やモノや学校の成績、社会的地位などに求めてきた人は、そんな見栄から閉じた介護生活になってしまう危険があります。また幸福の物差しを持たず、他人と比べることで自分が幸か不幸か決めてきた人にとって、介護する生活は不幸でしかないでしょう。

一方で介護生活は、そこに逃げ込んで自分の人生の問題をいったん据え置くこともできるし、人からは「偉いわね」「よくやってる」と言ってもらえることもある。世間でもまれるよりラクな面もあるのです。

患者さんと介護する人の両方が沈んでしまわないためにあえて強い言い方をしますが、〝介護する状況〟に逃げ込むのはやめましょう。

介護中も、介護者は自分の生活はできるだけ守ること。自分自身が刺激のある生活をしていないと、患者さんにも良い刺激を与えることはできません。それができない介護は、結局誰のためにもならないし、共倒れを招きかねないのです。

介護する人は、自分を客観視する目を忘れないでほしいと思います。

ボケ連鎖の兆候をみつけたら

患者さんと介護者の同居世帯に必要なもの、それは第三者の意見です。

もし、あなたの身内や近所に認知症の患者さんがいるときには、一番身近で介護している人が無理をしていないか、いつも注意して見守ってあげる必要があります。

万が一、介護者にボケの兆候をみつけたときには、不用意に「あなたまでボケてきた」と指摘してはいけません。相手の自尊心を傷つけてしまうことがありますので、慎重に対応してください。もし間違っていたなら、社会的にダメージを与えることにもなりかねません。疑わしいと思った時点で、本人には知らせずに観察し、専門医と相談して、よく勉強しながら見守るのも1つの方法です。

そして1ヵ月以上観察し、気になる言動をすべて記録しておきましょう。その後、本人に事実を伝えて、「体のどこかが悪いのかもしれないから、一度、専門医に相談したほうがいい」と検査を勧めるべきでしょう。

病院に連れて行き、医師の診断を受け、本人がボケてしまっているとわかったら、脳のどの機能が低下しているかを調べてもらってください。そして、本人の機能回復に協力するのが道筋です。

ボケ連鎖に陥っている人は、その環境のせいでボケの症状が出ています、ですから、その環境を改善しなければ治りません。世話をしている患者さんと介護しているご本人を今後どうしたらいいのか、周りの人の意見を聞きながら方針を立て、介護している人自身が脳のリハビリを受けやすいようにすることが不可欠だと思います。

最近は患者さんを預かる施設も整備されてきていますし、介護保険で家庭に介護ヘルパーさんに来てもらったり、デイケアで一時的に預かってもらう方法もあります。

家族の介護をしている人は一人で悩みがちになりますので、周りの人たちは介護している人を孤立させないよう協力していきましょう。

ボケを予防するにも、ボケ連鎖を早期発見するにも、大切なのは〝人との関わり〟です。最後に繰り返します。私たちが自分の脳を守るためには、「健康な生活習慣」と「社会性をもって生きること」、この2つが欠かせないということを、どうかくれぐれも忘れないでください。

脳の素朴な疑問　Q＆A

Q　人の名前を思い出そうとしてもどうしても思い出せないとき、脳細胞が死んでいっているというのは本当ですか？　(50代・女性)

A　かつては「脳細胞は一日に10万個ずつ減る」と言われていたこともありましたが、完全な都市伝説です。減るどころか記憶に関わる海馬といわれる場所では、大人になっても脳細胞が新たに生まれるという事実もわかっています。

知っているはずの人の名前が思い出せないときには気になるものですが、これは記憶がたまたま脳のどこかに入ってしまっただけ。ふつうに生活していてもよくあることです。思い出せなくて礼を欠いたり恥ずかしい思いをしたりすることもあるかもしれませんが、そのときは、もう一度きちんと覚え直せばいいだけのこと。

正確に記憶するための方法としては、名刺を受け取ったときに相手の名前を声に出して音読したり、話の途中で意識的に相手の名前を口に出したりすると印象に残り、覚えやすくなります。

もともと脳は忘れるようにできているものです。年のせいだと落ち込む必要は決してありません。

Q　やりたくない仕事を抱えて、あまりに憂鬱で、一日延ばしにしています。こんな気持ちを変えるにはどうしたらいいですか？（40代・女性）

A　「やりたくない」ことこそ、すぐにやる。即決する。私はそう決めています。先に片付けてしまわないと、そのことが気になって、結局ほかの仕事も進まないからです。さらに後回しにしているうちに嫌な感情が膨らみ、ますます行動に移せなくなってしまうものです。

基本的に強い感情的刺激は脳の働きを止めます。早期に解決してしまうのが一番の方法です。ですから、こんなときには、「脳が不快に感じる時間をなるべく短縮する」のが効率的なのです。

たとえば今日、上司に失敗の報告をしなければならない場合、朝から「どうしよう……。

怒られなきゃならないな」と憂鬱なものですが、出社してまず一番に謝ってしまうのです。一番やりたくないことから先にすませてしまいましょう。

「嫌だと思うことこそなるべく早く取りかかる」「嫌なことは長時間続けない」のは、脳の健康のため。そう考えれば、きっと気持ちも楽になるはずです。

Q　ネットサーフィンや携帯メール、ゲームを始めるとダラダラと続けてしまい、やめられません。やめる意志力はどうしたら鍛えられますか？（40代・男性）

A　自分のダラダラは自分で止めるしかありません。

感情で行動しているときにストップをかけるには、ちょっとしたコツがあります。たとえば終了時間を決めて、アラーム音を鳴らすのも一つの方法です。タイマーをかけたことも忘れるくらいに熱中していても、突然鳴りだすアラーム音で冷静さを取り戻せるはずです。

私は自宅でパソコンに向かうとき、始めた時刻を付箋《ふせん》に書いてモニターの横に貼っておくようにしています。夢中で向かっていても、ふと付箋の開始時刻に気付けば、どれくらい時間を使ってしまったか認識できるからです。

でも、それ以上に私が危惧しているのは、ネットや携帯メール、ゲームなどに時間を侵食されてきた現代、そのぶん、本を読んだり自分で考える時間が大幅に減ってしまったことにあります。これは深刻な問題です。

脳のアンチエイジングのためにも時間の浪費を抑えて、ぜひ〝考える時間〟をキープして、日常的に脳を鍛えてください。

Q　どうしても部屋が片付けられないし、物が捨てられません。それもかなり重症のようで、夫からは「まるでゴミ屋敷じゃないか。どこかおかしいんじゃないか？」とまで言われてしまいました。どうすれば片付けられるようになれますか？（50代・女性）

A　どうしても身の回りのものが片付けられない人は、前頭葉の「選択」「判断」「系列化」する力が衰えている場合があります。けれども前頭葉の体力が落ちているわけではないのに、片付けられない人は大勢います。

この悩みで私の外来を訪れる人の中には、実は要領がよく、若いうちはそんなに整理しなくても仕事をこなせてきたタイプの人が多いようです。こういう人は持ち前の要領のよさで、ある程度の数の仕事なら全体を見通せても、限界を超える量の仕事となると頭が混乱してしまい、順序立てて物を整理していくことができなくなりがちです。

私は自分がもともと要領のよくない人間だと自覚しているので、仕事を始める前にはまず資料を整理して優先順位を決め、最優先させるべきものを机の一番目立つ位置に置く。そこまで準備してから仕事に取り掛かっています。

物を整理するということは、思考を整理することにほかなりません。ですから片付けられない悩みを抱えて外来にいらしたかたには、「忙しいときほど机の片付けを優先させてください」と提案しています。手を使って片付ける作業は、この本で何度も書いたように、脳のウォーミングアップにもぴったりなのです。

この相談者の場合は、部屋だけでなく生活そのものが混乱しているように思います。

唐突かもしれませんが、あなたはお金の管理をきちんとしていますか？　というのも、物の整理を後回しにする人を見ていると、お金という大切なものまでルーズに扱っている人が多いように感じるからです。

片付けられない人は、まず家計簿やこづかい帳をつけることから始めてみましょう。お金の管理は、始めてみるとシビアで、前頭葉の「選択」「判断」「系列化」する力をつける練習にもなるはずです。お金の管理ができるようになると、物の管理も徐々にうまくなっていくに違いありません。

あとがき

STAY HUNGRY、STAY FOOLISH

これは、アップル・コンピュータ社ＣＥＯであったスティーブ・ジョブズ氏が、２００５年、スタンフォード大学の卒業式スピーチで最後に紹介した言葉です。これを最初に言ったのは、スチュアート・ブランド氏です。彼は雑誌「全地球カタログ、Ｗｈｏｌｅ　Ｅａｒｔｈ　Ｃａｔａｌｏｇ」の創刊者で、１９７４年、この「全地球カタログ」を廃刊するとき、この言葉を裏表紙に飾って廃刊としました。これを私は「いつも貪欲に、いつも謙虚に」と解釈していますが、とても好きな言葉です。

以前、知人に１００歳を超えて銀座でクラブのママをしていた方がいました。彼女は、当時有名なスーパー老人でした。もう亡くなられましたが、彼女に最初に出会ったとき、私は次のように質問をされました。

「明日私は休暇の日なのですが、どのように過ごしたらいいでしょうか？」

私を引き合わせた人物が、私のことを脳外科の医師で脳機能の研究者と紹介したので、このように質問してきたのです。彼女はいつも朝7時に起きて、午前中は食事のあと、洗濯などの雑用を行い、午後買い物に出かけ、夕方出勤する。そして、午後11時には必ず帰宅し、就寝するという毎日規則正しいスケジュールをこなしていました。この翌日は何かの理由で急に休暇を取ることになったようでした。

「いつもと同じ時刻に起きて、日々のスケジュールをゆっくり目にこなしたらどうでしょうか？　基本的に、起床時間と就寝時間は変えないようにしたほうがいいと思います。途中昼寝もしていいのですが、午後3時以降は休まないほうがいいと思います」と答えましたが、そのとき、私がびっくりしたのはその生きる姿勢でした。

100歳を過ぎてもなお、まだどのようにしたら元気を保てるのか、自分の頭の冴えはどのようにしたら維持することができるのか、この機会に質問して明日も頑張ろうと考えている。そのときの彼女のキラキラした表情は今でも思い出すことができます。

私の外来には20年以上通い続けている患者さんが何人もいます。もう80代後半になった人もいます。いずれの方も以前脳の手術を受けた人たちですが、「私の周りには、私のほかに腰の曲がっていない人はいません」「最近は妻の膝が悪くなったので、私が妻の介護をしています」「地域のサークルのリーダーをしていますが、無理に会議を重ねてみなさんの負担にならないように気を配っています」——とみなさん本当にお元気です。

それでも定期的に外来に来て、日々の出来事をこのように話し、疑問に思っているところ、改善すべきところをあれこれ質問して帰っていきます。彼らもスーパー老人と言っていいと思いますが、この患者さんたちに共通しているのは、どのようにしたら元気を保てるのか、頭の冴えはどのようにしたら維持できるのか、「いつも貪欲に、いつも謙虚に」の精神をいくつになっても保ち続けていて、毎日自分の健康管理、脳の機能維持に努めているところです。

話は変わりますが、以前、取材に来た記者から田淵章三さんという一人の写真家の話を聞きました。多くの女性の写真を撮ってきた彼は、ある日、50歳前後になると「若々しく魅力的な人」と「年齢以上に老け込む人」とはっきり二分されることに気がついたそうです。そこで理由を探ろうと、50歳前後の一般女性にインタビューしながらポートレイトを撮り続けているのだとか。田淵氏が30歳でも40歳でもなく50歳という年齢に着目したことに、私も興味をひかれました。

その記者から質問を受けました。「見た目の差には、脳の使い方が関係しているのではありませんか？」

もちろんそうです。本書にも書きましたが、人は40歳になってようやく成熟の域に入ってきます。50歳という年齢は、大人として上手に脳を使ってきたかどうかの成熟度にはっきりと差の出る年頃です。

前向きに新しいことに挑戦したり、自分の楽しませ方を知っている人、何事も人任せにせず一人で考えることを続けてきた人など、自発的に、社会的に活動してきた人の脳は、活性化されており、当然それは外見的な表情にも表れてきます。

もちろん病気や家族の悩みを抱えている場合もあるでしょう。それでもそれを後ろ向きではなく前向きに捉えて、ときには人に愚痴を言えるような柔軟な人は、周りに与える印象も違ってきます。できないこと、わからないことがあるときには、謙虚になって意見を求める、一人で抱え込まないで助けてもらい早く解決しようとすることも大切です。信念のある人は、〝その人〟の顔ができてきます。綺麗な人はいくつになっても何があってもずっと綺麗です。反対に脳を成熟させられない人は、自分のほうから老けていってしまう。これは男性でも女性でも同じです。

アンチエイジング（抗加齢）というとき、日本人は、とかく自分一人で磨くことを好みます。人の見ていないところで百ます計算をしたり、脳トレゲームをしたり、塗り絵をしたり。もちろん、努力することは間違っていません。ですが、前にも書いたように、もともと脳は社会で使うためにありますので、本当は社会の中で自分を磨くのが正しく、効率的だと思います。

脳には「成長の段階」と「成熟の段階」があります。切り替わる時期には個人差がありますが、おおよそ40歳あたりです。成長の段階では、あれこれ勉強し、多くを記憶し習得して脳力の基礎を築いてゆきます。成熟の段階では、蓄えた知識をベースに一人で判断・決定をしながら仕事を進めていきます。しかし蓄えた知識は、一度蓄積すればそれでいいというわけではなく、ときどき取り出して更新を繰り返す必要があります。さまざまな経験を経て、問題の解き方が上手くなっていく、それが成熟の段階にいる人なのです。

脳は体が健康ならば、いくつになっても自分で鍛えることができます。そして、日本は国民の平均寿命が示すように、健康管理の進んだ国なので、60歳、70歳を超えても元気な人がたくさんいます。60〜70代にもなれば、ある分野では当然成熟の段階に入っていますが、向上心に衰えがなく、さらに成長、成熟の段階を踏み、新たな分野まで能力を獲得してしまう人も少なからずいます。一度の人生を二毛作、三毛作で楽しむ——実に、素晴らしいことですよね。

本書で紹介した外来患者さんたちも多くの人が、困難を乗り越えて次の世界に羽ばたいていきました。この本にまとめた脳機能の管理方法は、それぞれの人たちに合わせて説明してきたものです。

ただ、世の中は日進月歩です。時代が変われば周囲の環境も変わります。人々が皆スマホを持ち、ＬＩＮＥで繋がってしまうようになると、また別の適切な脳機能管理方法が求められていくことになるかもしれません。
最初に述べたスチュアート・ブランド氏の言葉、STAY HUNGRY、STAY FOOLISHは、私自身も常に意識していなければならない言葉だと思っています。いつも謙虚に人と話し、変えるべきところは変えていく努力を、これからも、外来の患者さんとともに続けたいと思います。

最後に、このような出版の機会を与えていただいた講談社生活文化局部次長、原田美和子様、文章を整理していただいた木村真由美様に感謝申し上げます。有難うございました。

平成25年12月
公益財団法人　河野臨床医学研究所　北品川クリニック・予防医学センター
所長　築山《つきやま》　節《たかし》

編集協力
木村真由美

築山 節

1950年、愛知県生まれ。日本大学大学院医学研究科卒業。埼玉県立小児医療センター脳神経外科医長、財団法人河野臨床医学研究所附属第三北品川病院長、同財団理事長などを経て、公益財団法人河野臨床医学研究所附属北品川クリニック所長。医学博士。脳神経外科専門医として数多くの診療治療にたずさわり、1992年、脳疾患後の脳機能回復をはかる「高次脳機能外来」を開設。著書には大ベストセラーになった『脳が冴える15の習慣』をはじめ、『フリーズする脳』『脳と気持ちの整理術』(以上、NHK出版生活人新書)、『脳が冴える勉強法』『脳から変えるダメな自分』(以上、NHK出版)、『一生衰えない脳のつくり方・使い方』(さくら舎)など多数。

講談社＋α新書 626-1 B

「アンチエイジング脳」読本

いくつになっても、脳《のう》は磨《みが》ける

築山《つきやま》 節《たかし》

2014年1月20日第1刷発行
2014年2月20日第2刷発行

発行者―――― 鈴木 哲

発行所―――― 株式会社 講談社
東京都文京区音羽2-12-21 〒112-8001
電話 出版部(03)5395-3532
販売部(03)5395-5817
業務部(03)5395-3615

デザイン―――― 鈴木成一デザイン室

カバー印刷―――― 共同印刷株式会社

印刷―――― 慶昌堂印刷株式会社

製本―――― 牧製本印刷株式会社

本文図版制作―――― 朝日メディアインターナショナル株式会社

Printed in Japan
ISBN978-4-06-272815-7